Was ist der Mensch?

Rudolf Langthaler (Hrsg.)

Was ist der Mensch?

Ein interdisziplinäres Gespräch zwischen Lebenswissenschaften, Philosophie und Theologie

Ein Wiener Symposium

PETER LANG
Frankfurt am Main · Berlin · Bern · Bruxelles · New York · Oxford · Wien

Bibliografische Information Der Deutschen Bibliothek
Die Deutsche Bibliothek verzeichnet diese Publikation in der Deutschen Nationalbibliografie; detaillierte bibliografische Daten sind im Internet über <http://dnb.ddb.de> abrufbar.

Gedruckt mit Unterstützung des Bundesministeriums für Bildung, Wissenschaft und Kultur in Wien.

ISBN 3-631-51292-9

www.peterlang.de

Zum Geleit

Im Jänner 2002 veranstaltete die Katholisch-Theologische Fakultät der Universität Wien in Zusammenarbeit mit dem Institut für die Wissenschaften vom Menschen ein internationales und interdisziplinäres Symposium zum Thema „Was ist der Mensch?". Zu einem gemeinsamen Gespräch waren eingeladen: Lebenswissenschafter, Genetiker, Verhaltensforscher, Vertreter der evolutionären Erkenntnistheorie, Philosophen, Ethiker, Juristen und Theologen. Es referierten Wissenschafter der Universität Wien und aus dem benachbarten Ausland.

Die Referenten behandelten Themen wie: Menschenbild der Lebenswissenschaften, Konflikt zwischen Biologie und Ethik sowie Menschenwürde. Es wurde klar, dass die rasante biomedizinische Entwicklung uns alle vor tiefliegenden Problemen der Ethik stellt. „Was ist der Mensch?" - diese Urfrage wurde aus den verschiedensten Gesichtspunkten betrachtet, um durch die Diskussion dieser Verschiedenheit das wechselseitige Verständnis zwischen den Wissenschaften zu fördern. Die Universität Wien mit ihrer Vielfalt an Disziplinen ist besonders aufgefordert, durch Symposien zur interdisziplinären und interfakultären Verständigung zwischen den einzelnen Wissenschaften beizutragen. Die großen Fragen des Menschseins und die daraus resultierenden gesellschaftlichen Fragen können nur gemeinsam beantwortet werden.

Der nun vorliegende Sammelband beinhaltet die bei diesem Symposium gehaltenen Referate und die daran anschließenden Diskussionen. Möge dieser Band uns alle zum Nachdenken und zu weiteren Diskussionen anregen.

Georg Winckler

Rektor der Universität Wien

Vorwort

Am 17./18. Jänner 2002 fand an der Katholisch-Theologischen Fakultät der Universität Wien ein Symposium zum Thema „Was ist der Mensch?“ statt. Die Kath.-Theol. Fakultät wollte mit dieser Veranstaltung ein universitäres Forum für das interdisziplinäre Gespräch zwischen Lebenswissenschaften, Philosophie und Theologie anbieten, in dem die rasanten - und vielfach wohl auch zu Recht irritierenden - Entwicklungen, Perspektiven der modernen „Lebenswissenschaften“ diskutiert werden sollten. Gleichermaßen sollten die daraus resultierenden weitreichenden Konsequenzen für das Menschenbild sowie für das menschliche Selbstverständnis thematisiert werden und damit verbundene ethische Probleme zur Sprache kommen.

Dieser Zielsetzung entsprechend war die erste thematische Einheit dem Thema „Zum Menschenbild der Lebenswissenschaften“ gewidmet (mit Kurzvorträgen von Johannes Huber, Horst Seidler und Ludger Honnefelder und anschließender Diskussion im Plenum).

In der zweiten Einheit stand die Frage „Was soll die Ethik? Am Beispiel der Selektion menschlicher Embryonen“ im Vordergrund (Kurzvorträge von Nikolaus Zacherl, Günter Rager und Dietmar Mieth und anschließender Diskussion im Plenum).

Dem Thema „Menschenleid und Menschenwürde“ war der abschließende dritte Teil des Symposiums gewidmet (mit Kurzvorträgen von Franz-Josef Wetz, Ulrich Körtner und Peter Strasser und abschließender Diskussion im Plenum).

Referenten:

Univ. Prof. DDr. Johannes Huber (Wien): Zum Menschenbild der Lebenswissenschaften.
Univ. Prof. Dr. Horst Seidler (Wien): Zum Konflikt zwischen Biologie und Ethik - oder: geht der Ethik in der modernen Zeit der Atem aus?
Univ. Prof. Dr. Ludger Honnefelder (Bonn): Zum Menschenbild der Lebenswissenschaften. Aus der Sicht der Philosophie.
Dr. Nikolaus Zacherl (Wien): Was soll die Ethik? Am Beispiel der Selektion menschlicher Embryonen. Viele offene Fragen.
Univ. Prof. Günter Rager (Freiburg, Schweiz): Stellungnahme zu den Thesen von Nikolaus Zacherl.
Univ. Prof. Dietmar Mieth (Tübingen): Präimplantationsdiagnostik – Selektion von menschlichen Lebewesen ist ethisch nicht zu verantworten!
Prof. Dr. Franz Josef Wetz (Schwäbisch-Gmünd): Naturalismus und Menschenwürde.
Univ. Prof. Ulrich H. J. Körtner (Wien): Menschenwürde und Menschenleid im Zeitalter der Biomedizin.
Univ. Prof. Dr. Peter Strasser (Graz): Kategorien des Unantastbaren: Menschenwürde - Autonomie - Kreatürlichkeit.

Dieses Symposium verstand sich so vor allem auch als ein kleiner Beitrag zu einer gemeinsamen interdisziplinären und interfakultären Verständigung über maßgebende Themen und Herausforderungen der Zeit; eine Verständigung am gemeinsamen „runden Tisch“, die - nicht zuletzt vor dem Hintergrund der ungeheuren Dynamik der fachwissenschaftlichen Spezialisierung - gerade für die moderne Universität als einer „scientific community“ in Zukunft wohl unverzichtbar sein wird, jedoch auch eine große Herausforderung darstellt.

Der Verlauf der Tagung - und vor allem auch die Reaktionen der Teilnehmer - haben bestätigt, wie produktiv, weil das wechselseitige Verständnis fördernd, solche kleinere - und deshalb auch sehr gesprächs-intensive - Veranstaltungen sein können.

Das Symposium wurde in finanzieller Hinsicht vom Bundesministerium für Bildung, Wissenschaft und Kultur, von der Raiffeisenlandesbank AG sowie von der Wirtschaftskammer Österreich großzügig unterstützt. Dafür danken die Veranstalter herzlich.

Rudolf Langthaler   Wien, im August 2003

Inhalt

Johannes Huber

Zum Menschenbild der Lebenswissenschaften

Das Menschenbild der Naturwissenschaften wird unter anderem durch drei Erkenntnisse neu formuliert:

1. Die Linearität des Lebens, die bei der Empfängnis beginnt und über die adulte Phase zur Apoptose bzw. zum Tod führt, wird relativiert.

Die bei der Verschmelzung von Ei- und Samenzelle entstehende Zygote folgt einer hierarchischen Genexpression, die linear zur Entwicklung einzelner Zellen, Organen und des gesamten Körpers führt. Die äußerst komplizierte Reihenfolge dieser konsekutiven Genexpression ist genetisch determiniert. Das anthropozentrische Weltbild, das auch die Naturwissenschaft beherrscht, hat lange Zeit übersehen, dass es bei zahlreichen Arten eine „regenerative Embryonalisierung“ gibt, bei der - um verletzte oder entfernte Körperteile nachbilden zu lassen - embryonale Gene auch in der adulten Lebensphase wieder aktiviert werden. Diese bei den höheren Säugetieren - wahrscheinlich auf Kosten der weit verbesserten Immunität - verlorene Eigenschaften - werden derzeit intensiv erforscht, wobei es bereits gelang, ausgereifte und differenzierte adulte Zellen nicht nur in Progenitorzellen, sondern auch in embryonale Stammzellen rückzuverwandeln. Genau definierte biochemische und molekularbiologische Parameter fungieren dabei als Kriterien für die entsprechende Entwicklungsphase.
Gelungen ist es ferner, durch Zugabe zytoplasmatischer Faktoren, das Genom einer erwachsenen Zelle „niederzufahren“, neu zu programmieren und daraus einen Embryo entstehen zu lassen. Dies bedeutet, dass jede Zelle unseres Kör-

pers (z.B. Keratinozyten in der Haut) die Fähigkeit in sich trägt, ein neues Individuum entstehen zu lassen, wenn nur die entsprechenden embryonalen Signale auf das Genom wirken.
Archetypische Vorstellungen der Menschheit scheinen damit bestätigt zu werden, wie wir sie in der Genesis bei der Erschaffung Evas aus einem adulten Teil von Adam, aber auch in der antiken Mythologie finden. Aktualisiert wird ferner die bereits ad acta gelegte Diskussion, was für die Entstehung eines Individuums wichtiger wäre, das Genom oder die zytoplasmatischen Faktoren (Hans Driesch etc.).

2. Auch die biologische Entität der einzelnen Organe wird relativiert.

Nicht nur die Chronologie der theologischen Entwicklung wird neu überdacht werden, sondern auch die Eigenständigkeit der einzelne Keimblätter sowie der daraus entstehenden Organe. Das Genom jeder Zelle unseres Körpers trägt die Information für alle Organe in sich, so besitzt auch das Knochenmark jene genetischen Informationen, die nur in der Leber aktiviert werden, und dort zur Ausbildung eines Hepatozyten führen. Forschungen zeigten, dass die organspezifische Genexpression, die sich während der Embryonalzeit stabilisiert, vom Körper selbst umgangen werden kann.
Stammzellen des Knochenmarks, die normalerweise Blut bilden, können unter gewissen Umständen die Steuerung ihres Genoms verändern und statt einer Blutzelle eine Leberzelle entstehen lassen. Dies ist ein Beispiel für viele. Für die reparative Medizin bedeutet dies eine völlig neue Perspektive.

3. Die Darwin'sche Evolutionstheorie, die vom „mutation per random“ spricht, wird durch die moderne Naturwissenschaft relativiert.

Es gibt, wie man seit kurzem weiß, nicht nur einen genetischen, sondern auch einen epigenetischen Code. Letzterer wird auch durch äußere Faktoren beeinflusst und regelt die Aktivierung und Exportierung des genetischen Codes. Die Entwicklung der Arten scheint demnach nicht nur durch eine zufällige Mutation hervorgerufen zu werden, sondern sich auch an der Außenwelt, die abgetastet wird, zu orientieren. Für das Menschenbild bedeutet dies: Wir sind nicht zufällig entstanden, sondern wir sind Abbild!
Für die Medizin bedeuten diese Erkenntnisse, dass dadurch die Lebenszeit und auch die Lebensqualität der Menschen verbessert werden kann. Ab dem Jahr 2010 ist nach internationalen Berechnungen mit einer explosionsartigen Zunahme der über 85-jährigen Menschen in den G7-Staaten zu rechnen. Dadurch entstehen nicht nur ökonomische, sondern auch psychologische und soziologische Neukonstellationen, welche Gemeinschaften, die Werte in die Diskussion einbringen, immer notwendiger machen. Dies stellt Herausforderungen und Chancen für die Religionen dar. Diese sollen allerdings aufgrund ihrer Offenbarungsquellen zu Aussagen kommen und dafür nicht die sich oft ändernden Erkenntnisse der Naturwissenschaft in Anspruch nehmen.

Horst Seidler

Zum Konflikt zwischen Biologie und Ethik. Oder: geht der Ethik in der modernen Zeit der Atem aus?

Geht man nur 200 Jahre zurück und schlägt ein kirchliches Sterbebuch auf, so findet man auf nur einer Seite eines einzigen Tages etwa folgende Eintragungen: Ein Säugling gestorben an den Fraisen, ein junges Mädchen an der roten Ruhr und ein älterer Mann an der Auszehrung.

Ein planendes, zukunftsorientiertes Leben war kaum möglich: „Gott gibt's - Gott nimmt's“ - für das irdische Jammertal wird man im Paradies belohnt. Leid - und damit Mit-Leid - bedeutete für den Menschen eine vorgegebene Qualität seines sozialen Lebens. Der Tod war nicht anonym, sondern in das gesellschaftliche Sein als Selbstverständlichkeit eingebettet.

Die Fortschritte der Hygiene und der Medizin haben zur größten biologischen Revolution in der Evolution, zum Homo sapiens, geführt: Ein statistisch garantiertes Leben von 8 - 9 Dekaden. Das führte zwangsläufig zur Notwendigkeit einer lebenslangen Lebensplanung. Das Paradies wartet nicht erst im Jenseits, sondern ist bereits im eigenen, nun langen Leben anzustreben.

Krankheiten wurden mehr und mehr heilbar - der Leidensdruck verringerte sich. Die Konzentration auf das eigene, schöne und erfüllte Leben verschleiert nun den Blick auf den leidenden Menschen; der Kranke gerät mehr und mehr zu einer Außenseiterrolle - der Kranke, vor allem der schwerkranke Mensch stört die Beschaulichkeit und Ich-Bezogenheit der eigenen, nun langen und relativ unbeschwerten Existenz. Sterben wird zum anonymen Prozess - der Abschied vom Verstorbenen erfolgt nicht am Sterbebett, sondern am Friedhof.

Das Ausleben der biologisch-genetischen „Lebenshülse“ führt aber nicht nur zu Verdrängungen und Annehmlichkeiten.

Viele Menschen sind Träger von Mutationen, die sich erst im späteren Lebensalter, dann aber mit konsequenter Dramatik im Phänotypus manifestieren. Diese Mutationen sind ja nie auf dem Prüfstand der Evolution gestanden - die Menschen wurden nicht alt und die Reproduktionsperioden begannen früher.
Die grandiose Leistung der medizinisch-genetischen Forschung verlangt aber nun zwangsläufig nach mehr: Jetzt gilt es Krankheiten wie Huntington'sche Chorea, multiple Sklerose, Krebs usw. zu heilen. Die traditionelle Medizin ist so manches Mal nur in der Lage, temporär Symptome zu lindern - nicht immer zu heilen. Chancen ergeben sich aus den Forschungsbereichen der molekularen Genetik und der molekularen Zellforschung. Dabei traten zunächst erstaunliche Ergebnisse zutage - Ergebnisse, die durchaus einen Konflikt mit der traditionellen Vorstellung, was denn Leben sei, provozieren können.
Dazu nur ein Beispiel: Über Kerntransplantationen (s. Abbildung auf Seite 20) können aus dem genetischen Material der Samenzelle bzw. der Eizelle frühe Embryonalentwicklungen - Gynogenoten und Androgenoten - zumindest bis zum Blastulastadium stimuliert werden.
Nach der gängigen Vorstellung beginnt menschliches Leben erst mit der Zygote - der Verschmelzung der Ei- und der Samenzelle. Ganz offenbar aber ist das Potential - nicht mehr, aber auch nicht weniger - der Entstehung von Leben bereits in den Keimzellen beider Geschlechter manifest.
Was bedeutet nun Leben bzw. die Entstehung von Leben nach diesen Erkenntnissen wirklich? Welche Konsequenzen ergeben sich aus diesen Experimenten und aus all jenen Erkenntnissen, die sich aus der Stammzellenforschung ergeben, wie etwa Klonen oder therapeutisches Klonen, für die traditionellen Konzepte der Ethik?
Freilich, eben diese Ethik hat uns im Verlaufe der kulturellen Evolution zu dem gemacht, was wir heute sind oder sein sollten: Verantwortungsbewusste Menschen mit hoher Kompetenz zur sozialen Interaktion. Gerade deshalb sind Ant-

worten auf die revolutionären Konzepte der modernen biologischen Forschung unerlässlich - präzise und klare Antworten, sonst läuft die Ethik hechelnd hinter den Fortschritten der Naturwissenschaften her. Die aktuelle Diskussion um die Stammzellentherapie konzentriert sich zwangsläufig auf die Therapie mit embryonalen Stammzellen. Die ethischen Probleme um die Gewinnung embryonaler Stammzellen zählen wohl zu den besonders relevanten Fragen, die sich die Gesellschaft heute stellt.

Haben Wissenschafter Recht, wenn sie sagen, dass die potentielle Heilung bestimmter, leider häufiger Erkrankungen über die Therapie mit embryonalen Stammzellen chancenreicher wäre, auch wenn es auf Kosten traditioneller ethischer Werthaltungen geht? Haben jene Recht, die meinen, man müsse die Forschung an adulten Stammzellen weiter vorantreiben, wenngleich dieser Weg auch steiniger zu sein scheint, weil damit keine ethischen Probleme verbunden sind? Haben jene kranken Menschen Recht, die eine möglichst schnelle und erfolgreiche Linderung oder gar Heilung ihres Leidens fordern und all ihre Hoffnungen in die neuen Forschungsstrategien setzen? Ist Erfolg und Verringerung des Leidensdruckes alles, was es in unserer Gesellschaft zu erstreben gilt?

Solange man gesund ist, ist es sehr einfach, eine Bewertung von Leben (Embryonen) in der traditionellen ethischen Werthaltung zu geben. Eine Gesellschaft aber, für die Gesundheit, Jugend, Kraft und Erfolg (das Menschenbild, wie wir es täglich in der Werbung sehen) zur Maxime geworden ist, wird im Bedarfsfall die ethische Bewertung dann dem Nützlichkeitsanspruch unterwerfen, wenn es zu Konfrontationen mit schweren Erkrankungen kommt.

Werden die traditionellen ethischen Werthaltungen auf diesem Prüfstand bestehen bleiben, oder haben sie nur noch die Bedeutung von Postulaten ohne Verpflichtungscharakter? Wie wird eine Gesellschaft beschaffen sein, für die die Befreiung vom Leidensdruck, der durch Krankheiten ausgelöst wird, ein hohes Ziel geworden ist? Die Naturwissenschaften machen diesbezüglich seriöse Prognosen! Wie hält die Ethik mit? Wer hat die Autorität - den Mut, dies zu vertreten, auch Leid als Qualität des Mensch-Seins zu definieren, wenn die Minderung des Leidensdruckes über Methoden erreicht werden kann, die der traditionellen Ethik bezüglich des Wertes entstehenden Lebens widersprechen?

Wie auch immer, aus der Wissenschaftsgeschichte wissen wir, dass keine Macht dieser Welt das Fortschreiten der Naturwissenschaften aufhalten kann. Gesetze, die heute etwas verbieten, werden morgen - zum Wohle des Individuums - gelockert oder geändert werden. Es ist sicher nur mehr eine Frage der Zeit, bis die Keimbahntherapie etabliert sein wird - ungeachtet aller bioethischen Diskussionen. Wir alle sollten darauf achten, dass es in dieser Frage zu keiner Polarisierung in der Gesellschaft kommt - dies ist aber nur dann zu verhindern, wenn Ethik und Naturwissenschaften einen Dialog führen, der letztendlich Chancen auf Konsens haben könnte.

Auf einen Aspekt des Wandels des Menschenbildes sei abschließend noch hingewiesen: In der zweiten Hälfte des 19. Jahrhunderts schuf Francis Galton den Begriff „Eugenik" und beschreibt damit Maßnahmen zur Elitenzüchtung. Dieses Konzept wurde über die sogenannte „Rassenhygiene" im 20. Jahrhundert - nicht nur im Nationalsozialismus! - auf erschreckende Weise gesellschaftspolitisch mit großem öffentlichen Konsens, nicht nur in faschistischen Staaten, realisiert: Die Zukunft einer „Menschheit nach Maß" sollte über die Selektion der „Minderwertigen" mit dem Instrument der legalisierten Unfruchtbarmachung erreicht werden. Manches Mal habe ich auch heute das Gefühl - nur ein Gefühl -, dass wir wieder auf dem Wege sind, ein Idol zum goldenen Kalb zu krönen: das Idol eines „neuen Menschen", der makellos und „fehlerfrei" sein soll. Ich sehe, damit verbunden, die besondere Gefahr des Nützlichkeitsdenkens. Was kostet der kranke Mensch die Gesellschaft, wir erleben das mehr und mehr, was kostet der alte Mensch? Die 150000 Alzheimer-Kranken, die es bald geben wird: Wie werden wir damit umgehen? Wie werden wir ein menschenwürdiges

Leben tatsächlich einmal gewährleisten - ich finde die Gefahr gar nicht so weit weg, dass wir wieder einmal positionieren, was ist lebenswert und was nicht!
Es gibt auch den anderen grauslichen Weg: Ab Altersgrenze 60 keine medizinische Behandlung mehr. So war das in Rumänien der Fall unter Ceausescu. Wir haben das ähnliche Problem im Augenblick in England. Wir werden in eine Entwicklung des Zweiklassen-Systems kommen - in jene, die sich Gesundheit leisten können, und solche, die sie sich nicht leisten können. Dann sind wir nicht mehr weit weg von der Frage: Was ist lebenswert und was nicht?
Und wir erleben auch noch etwas anderes: Das Auseinanderfallen der Generationen, das Separieren der Kleinen und das der Alten. Wir zerbrechen die soziale Lernspirale, durch die wir erst Mensch geworden sind, die Erfahrungsübermittlung von Alt zu Jung.

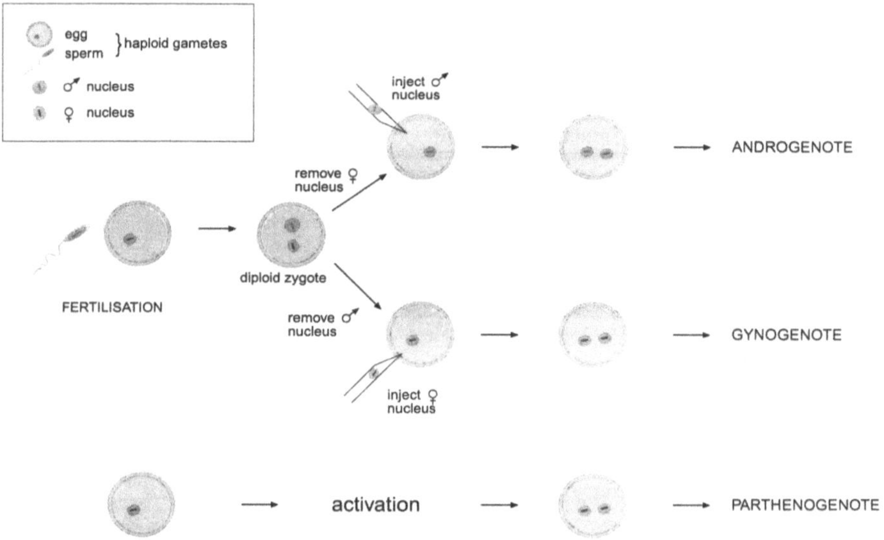

Figure 1 Construction of diploid embryos with genomes derived from a single sex. In a fertilized egg, the male and female pronuclei can be removed before they fuse, and a diploid egg recreated by injection of another pronucleus. The development of these diploid eggs can then be followed *in vitro* by culturing, or *in vivo* by transplantation to pseudopregnant mice. Parthenogenetic embryos can be created by the chemical activation of an unfertilized egg.

Ludger Honnefelder

Zum Menschenbild der Lebenswissenschaften

Die Ausführungen meiner beider Vorredner haben deutlich gemacht, dass die Entwicklung in den „Lebenswissenschaften" sowohl neue Kenntnisse zu Tage gefördert wie auch Antworten in Frage gestellt hat - Grundfragen, deren Beantwortung wir bislang für selbstverständlich gehalten haben. Zugleich sind neue Handlungsmöglichkeiten eröffnet worden, die wir bislang nicht gekannt haben und für die wir deshalb auch keine aus der Erfahrung gewachsenen Normen besitzen. Beide Herausforderungen sind von den ethischen und anthropologischen Disziplinen aufzunehmen. Ich möchte dabei auf drei Punkte eingehen, die das Verständnis der *conditio humana* wie das Bild des Menschen berühren, das wir uns im Ausgang von diesem Verständnis machen.

1. Vorgegebenheit und Aufgegebenheit des Menschen

Zur Grundstruktur der *conditio humana* gehört es, dass die eigene Natur dem Menschen und seinem Handeln vorgegeben und zugleich aufgegeben ist. Die darin gelegene Spannung kommt in den Begriffspaaren Natur-Kultur, Ich-Leib, Schicksal-Freiheit u.a. auf unterschiedliche Weise zum Ausdruck. H. Plessner hat diese Spannung aus der Struktur der *conditio humana* als einer „exzentrischen Positionalität" im Sinn eines dynamischen Verhältnisses der Identität und Nichtidentität von Ich und Leib interpretiert, das dem Handeln des Menschen spezifische Möglichkeiten (wie die der Diagnose und des therapeutischen Eingriffs in den menschlichen Organismus) eröffnet, ihm zugleich aber auch Grenzen zieht. Alle Bilder, die sich der Mensch im Lauf der Kulturgeschichte von

sich selbst gemacht hat, enthalten eine Antwort auf die in der Differenz von Vor- und Aufgegebenheit enthaltenen Spannung.
Dabei wird davon ausgegangen, dass die Grenze zwischen schicksalhafter Vorgegebenheit und vom Menschen wahrgenommener Aufgegebenheit verschiebbar ist - und die bisherige Zivilisations- und Kulturgeschichte dokumentiert diese Verschiebung in mannigfacher Weise -, dass der Verschiebung jedoch bestimmte Grenzen gesetzt sind, die der Mensch nicht überschreiten kann.
Ohne Zweifel ist Verschränkung von Vor- und Aufgegebenheit im Sinn von *chance* und *choice* eine Grundstruktur, die unsere anthropologischen Einschätzungen und ethischen Urteile durchgehend bestimmt. R. Dworkin hat sie deshalb als das „Rückgrat unserer Moralität“ (spine of our morality) bezeichnet und damit den „Schrecken“ erklärt, den Phänomene wie das reproduktive Klonen und die Keimbahnintervention auslösen. Doch sieht er in der möglich gewordenen Verschiebbarkeit keinen Grund für ein generelles Verbot, wohl aber eine zentrale „Herausforderung“. J. Habermas hat dies aufgegriffen. Anders als Dworkin hält er den Zusammenhang zwischen der Unantastbarkeit der Person und der „Unverfügbarkeit des naturwüchsigen Modus ihrer leiblichen Verkörperung“ für so „sensibel“, dass er von den Möglichkeiten der genetischen Selbstoptimierung nicht nur diese oder jene Grenze berührt sieht, die uns bislang die Natur gezogen hat, sondern nichts weniger in Frage gestellt sieht als die „Selbstbehauptung eines gattungsethischen Selbstverständnisses, von dem es abhängen könnte, ob wir uns weiterhin als Autoren unserer Lebensgeschichte auffassen und gegenseitig als autonom handelnde Personen anerkennen können“.
Die von den neuen Möglichkeiten der Selbstmanipulation der eigenen Natur ausgelösten anthropologischen Fragen liegen auf der Hand: Bewegen sich diese Möglichkeiten innerhalb der verträglichen Bandbreite oder verändern sie die Grenze von Vor- und Aufgegebenheit so grundlegend, dass davon die Grund-

annahmen von Moral, Recht und Demokratie (Subjektstatus, Gleichheit, moralische und rechtliche Symmetrie) berührt sind? Ist eine kollektive Selbstbegrenzung möglich, die die von der Natur gezogenen Grenzen zu ersetzen vermag? An welche Kriterien - außer dem Ziel der Bewahrung einer gemeinsamen Grenze - kann sich eine solche Selbstbegrenzung halten? Spielt hier die „Natur" als solche eine Rolle oder ist das Maß der Grenzziehung das normative Selbstverständnis, das in der jeweils gegebenen kulturellen Synthese enthalten ist? Inwieweit kann dieses Selbstverständnis orientierende Wirkung entfalten, ohne selbst wieder auf „Natur" zurückgreifen zu müssen?

2. Der Mensch - Lebewesen und Subjekt

Der Rückgriff auf die menschliche Natur zeigt sich in signifikanter Weise bei der Frage nach der Schutzwürdigkeit des Menschen am Lebensanfang, insbesondere bei der Frage nach der Schutzwürdigkeit des menschlichen Embryos in vitro. Geht man davon aus, dass der Grund für die Schutzwürdigkeit darin liegt, dass der Mensch das Vermögen der Subjekthaftigkeit besitzt, stellt sich die Frage nach dem Zuschreibungskriterium. Gemäß der Annahme, dass es das menschliche Lebewesen ist, dem dieses Vermögen eignet, kann dieses Kriterium nur die Tatsache sein, ein menschliches Lebewesen zu sein. Was aber ist ein „Lebewesen"? Welche Bedeutung kommt in der „Befruchtungskaskade" der Bildung des individuellen Genoms zu, welche dem Beginn der selbstgesteuerten Entwicklung, welche den Signalen der mütterlichen Entwicklung?
Die Ethik sieht sich bei dem dem Würdeschutz zugrunde liegenden fundamentalen praktischen Urteil an die Anthropologie verwiesen, die sich ihrerseits genötigt sieht, auf eine angemessene Naturphilosophie Bezug zu nehmen. Wie aber muss dieser Zusammenhang rekonstruiert werden, wenn das praktische Urteil mehr als eine kulturelle Dezision sein soll, die neuen humanbiologischen

Erkenntnisse in Rechnung gestellt werden und kein Biologismus oder Genetizismus die Folge sein soll?

Wenn wir bei der Antwort auf diese Fragen von unserem Sprachgebrauch ausgehen, so zeigt sich, daß wir den Ausdruck *Mensch* als sogenanntes Sortalprädikat verwenden, d.h. als Ausdruck für Exemplare einer natürlichen Art. Solche Prädikate funktionieren aber durchaus nicht im Sinne einer beliebigen kulturellen Zuschreibung, sondern sie besitzen, wie man in der philosophischen Sprachanalyse zu sagen pflegt, eine starre Referenz, d.h. sie beziehen sich auf einen bestimmten Bestand von Merkmalen - und dies heißt im Falle des Menschen, dass sich der Ausdruck *Mensch* auf ein Lebewesen bezieht, zu dessen Natur das Vermögen der Fähigkeit der Vernunft gehört, wobei das Referenzobjekt das Lebewesen ist. Mit diesem Sortalprädikat Mensch, das ein Exemplar einer natürlichen Art bezeichnet, verbinden wir ein fundamentales praktisches Urteil, dass wir nämlich diesem Menschen einen unbedingten Wert zusprechen.

Der Kern des Menschenrechtsgedanken ist nun der, dass dem Menschen eine unbedingte Schutzwürdigkeit - oder mit dem kantischen Ausdruck - *Würde* zukommt, nicht aufgrund bestimmter Eigenschaften, Leistungen, Geschlecht, Rasse, etc., sondern aufgrund der Tatsache, dass wir es mit einem *Menschen* zu tun haben, das heißt mit einem Lebewesen, dem das Vermögen der Subjekthaftigkeit zukommt. Wobei es dieses Vermögen der Subjekthaftigkeit ist, das den Grund für die Schutzwürdigkeit darstellt. Aber das *Kriterium*, diese Schutzwürdigkeit zuzuschreiben, ist aufgrund der Einheit von Subjekt und Lebewesen ausschließlich das, ein menschliches Lebewesen zu sein, sodass sich die Frage stellt: Wann haben wir es mit einem menschlichen Lebewesen zu tun? In der Aufklärung hat der Menschenrechtsgedanke dazu geführt, diese Schutzwürdigkeit auch auf den ungeborenen Menschen auszudehnen. Erster rechtlicher Ausdruck ist das „*Allgemeine Landrecht in den preußischen Staaten*" von 1794, in

dem diese Ausdehnung vorgenommen und das menschliche Lebewesen von der Befruchtung an unter Schutz gestellt wird.
Zu diesem Verständnis gehört es, dass ein Lebewesen dann vorliegt, wenn eine „sich selbst steuernde Einheit" entstanden ist, die sich gemäß einem individuellen Genom zu einem erwachsenen Exemplar dieser Art zu entwickeln in der Lage ist. Gemäß diesem Sprachgebrauch bezeichnen wir dann die befruchtete Eizelle, sofern sie diese Fähigkeit der Selbststeuerung und Entwicklung zu einem geborenen Exemplar der Art besitzt, als ein menschliches Lebewesen.
Diese Zuschreibung setzt sich im Licht der neuen Erkenntnisse bestimmten Fragen aus, die schon genannt worden sind. Es kann nicht das individuelle Genom sein, das den Beginn des Menschseins bestimmt, das wäre ein Genitizismus, der das Genom als eine Art aristotelischer *anima* auffasst, was der Rolle des Genom nicht entspricht. Der Akteur ist die proteinbildende Zelle, die die Entwicklung gemäß dem individuellen Genom vollzieht. Wir müssen also - wollen wir unserem traditionellen Sprachgebrauch folgen - bei der Zuschreibung des Prädikats *Mensch* am Lebewesen festhalten. Freilich stellen sich Fragen: Ist es die abgeschlossene Befruchtung oder der Beginn der selbstgesteuerten Entwicklung in Form der ersten Zellteilungen? Welche Bedeutung kommt nach der Einnistung den Signalen des mütterlichen Organismus für die weitere Entwicklung zu? Wie sind die epigenetischen Faktoren zu bewerten? Sind sie notwendige Umgebungsbedingungen oder sind sie konstitutive Ursachen für das Entstehen des menschlichen Lebewesens - was freilich einen veränderten und erweiterten Begriff des Lebewesens voraussetzen würde. Auch wenn bei der Beantwortung dieser Fragen Zweifel bleiben, so legt sich ein zusätzliches tutioristisches Argument nahe, nämlich im Zweifelsfall vom Beginn des Lebewesens mit vollendeter Befruchtung auszugehen und nicht von zusätzlichen Eigenschaften, Leistungen oder Zuständen. Auch wenn man - wie J. Habermas es vorschlägt - die Übertragung der Schutzwürdigkeit auf den Embryo als eine

Art Antizipation der Schutzwürdigkeit betrachtet, die dem geborenen Menschen zukommt, dann muß sich diese Antizipation, soll sie nicht beliebig oder dezisionistisch erfolgen, an ein Kriterium halten, und dies kann dann nur das Kriterium sein, ein Lebewesen von unserer Art zu sein.

3. Das menschliche Maß

Die modernen Lebenswissenschaften nötigen nicht nur im Blick auf die zu setzenden Grenzen zur Rückfrage an die Anthropologie, sondern auch hinsichtlich des bei ihrer Anwendung zugrunde zu legenden Maßes. Dies gilt insbesondere im Blick auf das Lebensende, gilt aber für den Einsatz der modernen Medizin in ihrer ganzen Breite, wie er nicht zuletzt im Zusammenhang der Diskussion um die Ressourcenallokation im Gesundheitswesen diskutiert wird. Nicht ohne Grund waren zwei der heftigsten bioethischen Debatten in den USA in den vergangenen Jahren den Themen *Ageing* und *Goals of Medicine* gewidmet.

Die Frage nach dem Maß ist in gewisser Hinsicht schwieriger zu beantworten als die nach den Grenzen, hängt sie doch zu einem Teil mit der Frage nach der positiven Erfüllungsgestalt des Menschlichen zusammen, die bekanntlich in der modernen Großgesellschaft kontrovers beantwortet wird. Zudem macht sie deutlich, dass die Zentrierung der Bioethik um die Kriterien „Selbstbestimmung" und „Lebensrecht" einen ausgesprochenen Reduktionismus darstellt.

Für eine Beantwortung der Frage scheinen mir die Einsichten der modernen Lebenswissenschaften wichtig, die den unlöslichen Zusammenhang zwischen den Potenzialen der Heilung und der medizinischen Lebenssteigerung auf der einen und den verbleibenden, nicht zuletzt evolutionär bedingten Kontingenzen und Grenzen auf der anderen Seite deutlich machen. Darüber hinaus werden Modelle einer sinnvollen Deutung der sich auf diese Weise zeigenden *conditio humana* und einer darauf bezogenen Anwendung der Lebenswissenschaften zunehmend an Bedeutung gewinnen, wobei mit einem fruchtbaren, aber im Blick auf die Einheit der Medizin und der Gesundheitsfürsorge auch schwierigen Streit der Modelle zu rechnen ist.

Diskussion:

HUBER: Ich möchte da noch einmal anschließen. In redundanter Weise sagen wir immer wieder dasselbe. Das große Problem ist natürlich die Embryonenforschung, aber viel größer wird das Problem mit der Expandierung der Lebenszeit sein. Das wird Probleme mit sich bringen, für die wir gar nicht gewappnet sind. Das, was wir nun diskutieren, ist nur eine Seite der Medaille. Deshalb sollte man sich um das genauso kümmern, denn das sind Probleme, die unter den Nägeln brennen.

Das, was die Neodarwinisten im vergangenen Jahrhundert aus Darwin, der ja eigentlich ein Lamarckist war, gemacht haben, ist völlig unterschiedlich von dem, was die Neodarwinisten des 20. Jahrhunderts in ihn hineininterpretieren. Wir dürfen nicht vergessen, die französische Dame, die übersetzt hat, und eigentlich erst diesen entsetzlichen Begriff des „survival of the fittest" geprägt hat, war ja mitinvolviert bei den frühen Neodarwinisten, dass sich nicht nur der Neoliberalismus mit den fürchterlichen wirtschaftlichen Ausprägungen in Amerika gebildet hat, sondern auch ein Ernst Haeckel daran anschließen konnte, dessen Philosophie dann dort hingeführt hat, wofür ja Kollege Seidler einige Beispiel gegeben hat. Also der Neodarwinismus des 20. Jahrhunderts der Gebildeten ist ein völlig anderer als der Neodarwinismus des 19. Jahrhunderts.

WUKETITS: Die Wendung „survival of the fittest" ist eigentlich schon von dem Sozialdarwinisten H. Spencer. Sieht man sich die Geschichte der Ethik an, so war es entweder so, dass die etablierten Normen Anwendung fanden, oder die Realität war der Ethik voraus. Nun stehen wir vor enormen ethischen Problemen, für die es kein Strickmuster gibt, nicht einmal eine Nadel.

WETZ: Ich habe noch eine Frage an Herrn Honnefelder. In ihrer Ableitung beziehen Sie sich auf Kant. Wenn man den Menschen mit in die Natur hineinnimmt, ist ihm dann die „absolute Würde" noch zusprechbar? M. E. ist Kants Argumentation hier zirkulär: Die Potentialität, das „Vermögen dem Subjekt" nach, macht nur Sinn, wenn es von vorneherein einen absoluten Wert hat. Das aber wurde zirkulär erschlossen.
Die ganze Entwicklung nach Kant haben Sie gar nicht gewürdigt, ihr Verweis auf Plessner scheint eher zufällig. Da ist ein Naturalismus ohne Naturwissenschaft, eher ein transzendentalphilosophisches Inkognito.

HONNEFELDER: Also ich habe in meinem Statements gar nichts begründet, sondern nur kurz einige Ausgangspunkte des Menschenrechtsgedankens in Erinnerung gerufen. Vielleicht hätte ich Kant gar nicht erwähnen sollen, denn es geht mir nicht um Kant, sondern es geht mir darum, dass der Menschenrechtsgedanke davon ausgeht, wenn er das „Würde"-Prädikat aufgreift und gebraucht, dass zur Schutzwürdigkeit des Menschen eine prinzipielle Nichtabwägbarkeit gehört. Die hat das römische Recht schon mit dem Unterschied von Person und Sache gekannt. Ein Instrumentalisierungsverbot ist damit verbunden, das sehr restriktiv gehandhabt werden muss, wenn es nicht ausufern soll. Da hat beispielsweise das deutsche Bundesverfassungsgericht eine ganze Kriteriologie dafür geliefert. Insofern liegt mir nichts an einem Rekurs auf Kant, in dem ich mit Ihnen im Übrigen auch nicht übereinstimme, sondern: Kant begründet den Grund der Würde zwar mit dem autonomen Vernunftwesen, das ist richtig, aber das Zuschreibungskriterium liegt auch für Kant beim Lebewesen. Er sagt ausdrücklich, dass der Begriff der Substanz in der praktischen Philosophie bleiben muss. Er bezieht ganz ausdrücklich die Schutzwürdigkeit auch auf Kinder. Mit dem Kriterium der Menschheit meint er nicht die Autonomie, sondern die Humanitas, nämlich die Zugehörigkeit zur menschlichen Art. Die Potentialität als

Kriterium basiert keineswegs auf der Gottebenbildlichkeit, sondern - darum habe ich auch das „Allgemeine Landrecht“ der preußischen Staaten zitiert - an dem ganz naheliegenden Gedanken, den der Menschenrechtsgedanke ja auch enthält. Nämlich wenn ich sage: Die Schutzwürdigkeit gebührt dem Menschen als Menschen, dann liegt doch die Frage nahe, wann denn der Mensch beginnt und wann hört er auf? Wenn er primär gefasst wird als ein Lebewesen mit bestimmten naturalen Eigenschaften, dann beginnt er da, wo das Lebewesen beginnt. Insofern ist jener Gedanke des „Allgemeinen Landrechts der preußischen Staaten" durchaus konsequent und braucht auch keine theologischen Prämissen. Insofern glaube ich, dass für den Menschenrechtsgedanken weit weniger Metaphysik nötig ist, als es Kants Lehre von den „zwei Sphären“ usw. mit all ihren Schwierigkeiten enthält.

Es kam mir bei Plessner gar nicht darauf an, ihn für eine Grenzziehung in Anspruch zu nehmen, sondern nur für die Tatsache der Verschränkung der beiden Beziehungen. Das ist etwas, was sich quer durch die Anthropologie zieht, da hätte ich auch andere Autoren in Anspruch nehmen können. Das entscheidende Problem liegt gerade darin, jetzt für diese Verschränkung so etwas wie eine Grenze finden zu müssen. Bisher hat uns die Natur in bestimmter Weise diese Grenze gezogen. Manchmal wird in der Diskussion das Bild verwendet, dass uns die Natur über Jahrtausende einen Widerstand entgegengesetzt hat, der uns zugleich aufrechterhalten hat. Nun fällt dieser Widerstand in kürzester Zeit in wichtigen Bereichen weg - der Mensch droht nach vorne zu fallen und zu stolpern. Jetzt tritt diese Nötigung auf, wenn wir der Entwicklung nicht naturwüchsig ihren Lauf lassen wollen, ob und in welcher Weise wir uns Grenzen an diesen Stellen setzen wollen (bzw. müssen/sollen) - an jenen Stellen also, an denen sie bislang die Natur gesetzt hat. Das ist das eigentliche Problem. Dann ist die Einsicht in „chance und choice“ wichtig, aber sie gibt noch nicht das Maß ab, dass all das, was bislang von der Natur verwehrt worden ist, in Zukunft bewahrt

werden soll. Das ist noch kein Argument. Aber das Argument, das Habermas anführt, ist: Hier werden naturale Voraussetzungen geändert, die den „Subjekt“-Status des Menschen betreffen. Hier werden fundamentale sozialethische Fragen aufgeworfen hinsichtlich der Gleichheit der Menschen. Die Frage ist: Sollen wir die Grenze verschieben, oder sollen wir von allen Risken und Folgen einmal absehen? Mir geht es auch nicht darum, den früheren Sprachgebrauch und die damit verbundenen Annahmen sakrosankt zu machen, sondern im Gegenteil. Ich habe ja gesagt, wir müssen neu überlegen, ob diese Kriterien noch geeignet sind, die neuen Fragen zu beantworten.
Da geht meine Frage auch an Herrn Huber. Ich sehe noch keinen besseren Vorschlag, als uns an das Faktum des menschlichen Lebewesens zu halten. Da wüsste ich nun gerne, ob die epigenetischen Faktoren uns nötigen, erst ab einem späteren Zeitpunkt von einem Lebewesen zu sprechen, oder ganz anders. Das hat ethische Konsequenzen, denn es ist die Frage, ob ich die Prozesshaftigkeit in den Subjekt-Status und die Würde verlege, wie es manche tun. Oder ob ich sage, dem Lebewesen gilt von Beginn an der Würdeschutz. Die Prozesshaftigkeit muss bei der Entfaltung dieses Würdeschutzes eine Rolle spielen. Das wäre eine andere ethische Konsequenz. Aber für die Konsequenzen ist schon die Frage wesentlich, welchen Einfluss haben die epigenetischen Faktoren auf die Annahmen, hier haben wir es mit einem Lebewesen der Spezies „homo sapiens sapiens“ zu tun.

HUBER: Ich bedanke mich für die Frage, die mir hilft, etwas zu „pointieren“, was ich nicht genau genug gesagt habe. Ich selbst beantworte viele Fragen als Christ und mache um die Naturwissenschaft, als Hilfestellerin für meinen christlichen Glauben, einen großen Bogen. Denn dort findet man keine Hilfe, im Gegenteil, dort wird alles anders.

Exakt zu ihrer Frage. Es ist glasklar, dass man aus einer Brustzelle ein völlig neues Individuum machen kann, indem man die DNA der Brustzelle nimmt, sie neu verpackt, neu startet und plötzlich ist ein Individuum vor einem, das - würde es sich auf einem menschlichen Sektor ereignen - mit allen Attributen ausgezeichnet ist.

Ich habe eine Leberzelle und verpacke sie völlig neu und mache aus ihr - bei gleichem Genom, nur durch eine geänderte Verpackung - eine Nervenzelle. Ich habe eine alte Zelle, nehme die DNA und verpacke sie neu. Plakativ gesagt: Ich mache aus einer alten Schachtel eine neue Schachtel. Nur indem man die Schachtel ändert, schiebe ich den Alterungsprozess der Zelle wieder zurück. Damit glaube ich sehr wohl, dass sich in der Naturwissenschaft vieles verändert. Es ist eine Revolution! Die Theologie ist gut beraten, ihre Erkenntnisse nur aus der Offenbarung zu nehmen, und nicht begierig zu suchen, ob sie von irgendwo in der Naturwissenschaft Hilfe für ihre Position bekommt. Denn diese Hilfestellungen werden den Bach hinunter gehen.

Ich habe die Antwort auf ihre Frage natürlich auch nicht, aber ich glaube, sie geht in den Kern hinein. Nämlich: Wie können wir weltanschaulich, philosophisch, ethisch mit der Welt von morgen - die heute schon begonnen hat auf naturwissenschaftlichem Maße - heute schon zurecht kommen.

HONNEFELDER: Die neuverpackte Brustzelle würde mir naturphilosophisch noch keine besonderen Schwierigkeiten machen. Denn die ist ja noch kein Lebewesen in dem Moment, wo ich sie so reprogrammiert habe, dass sie eine Selbststeuerung aus sich im Blick auf eine sich zu bildende Ganzheit der Art vollzieht...

HUBER: Das geht!

HONNEFELDER: Ja, aber Lebewesen ist sie erst, wenn sie die Eigenschaften eines Lebewesens hat. Das ist, aus sich selbst heraus ein Exemplar der Art ausbilden zu können, wie wir es auch nach der Verschmelzung von Ei- und Samenzelle kennen.

HUBER: Wir werden doch der Individualität einer Epithelzelle einen anderen Stellenwert zuerkennen als der Individualität eines ganzen Menschen. Wenn Sie aus einer Epithelzelle ein neues Individuum machen, so ist das zumindest von der Basiswissenschaft her ein Dammbruch, wohl auch in philosophischer Hinsicht. Natürlich können Sie das Leben nicht neu schaffen, obwohl auch hier die Naturwissenschaft daran arbeitet; aber Sie können entdifferenziertes in ein völlig differenziertes wieder verwandeln. Da ist ein hoher Impact dahinter!

HONNEFELDER: Ja, aber da würde ich sagen, es bleibt der Begriff des Lebewesens durchaus noch als Kriterium brauchbar. Mich würde interessieren, ob die Theologen bereit wären, Ihrem Vorschlag zu folgen. Dass die Klonierung ethische Probleme schafft im Blick auf die Rolle des Zufalls oder die Wegnahme des Zufalls, das ist noch mal ein anderes Problem. Aber in der Bewertung, ob eine durch Klonierung gewonnene Zelle, die nun einen Menschen ausbildet, sich von einer durch Syngamie befruchteten Eizelle hinsichtlich der „Lebewesenhaftigkeit" unterscheidet, da sehe ich einen naturwissenschaftlichen, aber keinen naturphilosophischen Unterschied.

HUBER: Eine kurze Frage noch: Wir alle sind uns im Großen und Ganzen einig, dass das therapeutische Klonen ein großes Problem darstellt. Hätten Sie ein Problem, wenn man aus der Epithelzelle plötzlich zumindest die Vorstufen von Keimbahnzellen entstehen lässt und aus denen dann z.B. eine Leber macht?

SEIDLER: Bis hin zur Blastozyste.

HUBER: Richtig. Sie können aus Ihrer Epithelzelle jene Blastozyste machen, über die derzeit derart viel gesprochen wird. Wenn ich Ihnen folge - und ich danke Ihnen für diese Position -, dann ist es offensichtlich überhaupt kein Problem, wenn man schon vorhandenes Leben nimmt und daraus eine Blastozyste macht. Hier zerstört man nichts, und so ist es nach Ihren Ausführungen möglich.

HONNEFELDER: Nein! Die Schutzwürdigkeits-Zuschreibung hängt am menschlichen Lebewesen. Wenn nun durch Reprogrammierung ein Anfangsstadium eines menschlichen Lebewesens entsteht - ähnlich wie es bei der natürlichen oder künstlichen Befruchtung entsteht - dann ist die gleiche Schutzwürdigkeit zuzuschreiben. Weshalb wir ja auch der Meinung sind, dass ein klonierter Mensch die gleiche Würde hat wie ein auf andere Weise entstandener. Insofern geht die Schutzwürdigkeit dann nach den bisherigen Kategorien des Lebewesens, ungeachtet der Umstände, wie es entstanden ist. Dass diese Umstände dann ethisch in anderer Hinsicht noch einmal größte Auswirkungen haben, bleibt davon aber noch unberührt. Das nötigt mich aber nicht, jede Zelle, die diese logische Potenzialität besitzt, dass ich sie durch entsprechende Manipulation dazu bringen kann, als ein Lebewesen zu betrachten. Da sehe ich überhaupt keine Nötigung.

TEUFELSBAUER: Ich bin Leiter der Grundsatzabteilung der Wirtschaftskammer Österreich und bin auch an der Wirtschaftsuniversität Wien tätig. Als Ökonom kann ich natürlich relativ wenig beitragen, aber ein Punkt hat mich als Fachökonomen doch herausgefordert:
Herr Huber hat gesagt, dass das Problem der Ausweitung der Lebenszeit das größere ist - auch im Zusammenhang mit neuen ethischen Fragen. Es geht darum, dass neue Krankheitsbilder entstehen, es geht aber offensichtlich auch da-

rum, dass ein Generationenkonflikt schärfer wird. Ich frage mich nun, ob nicht dahinter ein relativ statisches Gesellschaftsbild steckt, nämlich dass das Erwerbsalter wie bisher bei 60 Jahren zu Ende sein wird. Und wenn die Menschen tatsächlich zehn Dekaden leben sollten, dann sind sie 40 Jahre im süßen bzw. im kranken Nichtstun.
Vom ökonomischen Modell her muss das nicht so sein. Wir könnten uns eine ganz andere Gesellschaft vorstellen, in der durch eine Kombination von Anhebung des Pensionsalters mit starken Produktivitätssteigerungen der Generationen-Konflikt im Sinne der Ressourcen-Verteilung zwischen Erwerbsbevölkerung und Nichterwerbsbevölkerung gemildert werden könnte. Das ist eine reine Frage der Mathematik. Allerdings, und das wäre meine Frage an Sie: Was ist mit der Arbeitsfähigkeit des Menschen? Auch wenn wir berücksichtigen, dass wir möglicherweise neue gesellschaftliche Arbeitsmodelle entwickeln können, ein Teilnehmen am Erwerbsleben mit immer mehr abnehmender Intensität etc.. Sehen Sie hier auch eine Entwicklung, dass wir das Erwerbsalter hinaufschieben können, oder ist es eben tatsächlich so, mit 60/ 65 ist Schluss, hier gibt es keine Evolution?

HUBER: Anti-Ageing ist eine eigene Wissenschaft geworden. Da geht es nicht darum, dass man das Lebensalter prolongiert, sondern die primäre Intention ist die, dass die zweite Lebenshälfte ähnlich zu gestalten ist wie die erste. Nämlich, dass die Menschen nicht im Rollstuhl sitzen, dass sie noch Kreuzworträtsel lösen können, wenn sie es wollen, und dass sie nicht fünf Bypass-Operationen haben. Also es geht um Optimierung der Lebensqualität. Wenn dadurch dann auch noch die Lebensspanne verlängert wird - und das wird sie sogar dramatisch - , dann ist das ja gar nicht schlecht. Aber die Intention ist eine andere. Nur, Ihr Wort in Gottes Ohr. Ich schaue kaum fern, da ich keine Zeit habe, und komme leider auch viel zu wenig zum Zeitunglesen - aber wenn ich mich an den Orkan erinnere, als es darum ging, das Pensionsalter um etwa sechs oder zwölf Monate hinaufzusetzen, was sich da in der Republik Österreich getan hat! Da wird dann eventuell noch ein ganz anderer Vorschlag kommen - etwa von 50 oder 60 Monaten! Also, da sehe ich das wirkliche Problem - ein soziales und ethisches Problem. Denn die Bevölkerung ist nur gewohnt, Geschenke entgegenzunehmen und ist wahrscheinlich nicht mehr bereit, jene Opfer zu bringen, die u.U. die Demographie, die Medizin, ihr abverlangen wird. Aber das ist nicht das Problem des Gynäkologen. Ich glaube, hier liegt ein Problem - aber nicht ein solches, das man locker lösen können wird. Denn die Leute wollen das nicht, zumindest jetzt noch nicht.

ZACHERL: Ich möchte etwas zum Problem der Lebenserwartung sagen. Mir scheint das zu pessimistisch beurteilt und auch übertrieben, von wertem und unwertem Leben zu sprechen. Wir haben gelernt mit zunehmender Lebenserwartung umzugehen. Das ist eine Frage der Sozialpolitik - und weniger der Genetik. Es geht um die Aufgabe von Privilegien.

Ich habe noch eine Frage an Herrn Huber zur „Verpackung". Für mich ist die Frage, was daraus folgt: Was folgt daraus für unsere Frage, was ist *der* -, oder ich würde die Frage etwas anders formulieren: Was ist *ein* Mensch? Ich glaube, wir schieben die Frage durch die Sache mit der Verpackung nur hinaus. Zuerst haben wir immer geglaubt, der Mensch ist genetisch bestimmt. Jetzt lernen wir, es sind nicht ausschließlich die Gene, sondern es ist auch die Verpackung der Gene. Dazu kommen auch die Umweltfaktoren, die beeinflussen wiederum die Verpackung usw..

Meines Erachtens gibt das noch keine Antwort auf die Frage, was ein Mensch ist. Darum ist es ja interessant, dass gerade Sie beide [Honnefelder und Huber] in die Debatte gekommen sind, weil - und insofern sind Sie, glaube ich, wieder sehr ähnlich - Herr Honnefelder sagt, dass jedes Lebewesen mit einem bestimmten „Vermögen“ (obwohl Sie sagen, dies sei nicht der Grund für den Würdeschutz) ausgestattet ist. Nun schließe ich mich Herrn Seidler an - zum Menschen sind wir geworden durch eine kulturelle Evolution. D.h., für mich sind hier zwei sehr unterschiedliche Standpunkte. Das eine ist die naturwissenschaftliche, biologische Seite, das andere ist die kulturelle Seite. Da glaube ich, dass die Geschichte mit der Verpackung zwar sehr interessant ist, aber sie hilft nicht, die Frage zu beantworten. Die Grundfrage für mich ist: Kann denn die Naturwissenschaft überhaupt zureichend bestimmen, was ein Mensch ist?

Herr Honnefelder - da Sie der Naturwissenschaft nahe sind, ich habe Sie so verstanden: Ihnen zufolge ist der Mensch primär Lebewesen und als solches eine „sich selbst steuernde Entität“. Aber das ist bald was. Auch eine Zelle in der Zellkultur ist eine „sich selbst steuernde Entität“. Auch eine Krebszelle. Dort habe ich Schwierigkeiten - das kann es doch nicht sein. Auf der anderen Seite bin ich wieder sehr mit Ihnen, wenn wir sagen: Was tun wir aber, um diese Zuschreibung vor der Willkür zu schützen? Wo sind Brücken, wo sind Lücken, frage ich mich. Und da bin ich wieder bei Herrn Honnefelder, der von Maß und Grenze gesprochen hat. Da scheinen mir die wichtigen Fragen zu liegen: Wie kommen wir zu gesellschaftlich verankerten Werten, was macht der Gesetzgeber damit?

HONNEFELDER: Es ist wichtig, das Zusammenspiel von praktischem Urteil und empirischen Annahmen bei der Beantwortung der Fragen „Was ist ein Mensch?“ oder „Wo beginnt das menschliche Lebewesen?“ zu sehen - aber man kann es einsichtig machen.

Wir beginnen bei dem ganz einfachen Urteil: Ist das, was ich da vorfinde - nämlich unter den geborenen Menschen - ein Exemplar der Spezies Mensch? Da sagt der Menschenrechts-Gedanke: Alles was Menschenantlitz trägt und zur Spezies gehört, soll schutzwürdig sein - das ist der Gedanke. Da haben wir keine Schwierigkeit, dass wir das Prädikat „Mensch“ normalerweise problemlos anwenden können aufgrund bestimmter Kriterien. So wie wir das Prädikat Katze, Hund oder Ausdrücke für andere natürliche Arten anwenden können. Nun übertragen wir dieses Prädikat bzw. die Schutzwürdigkeit, die wir im praktischen Urteil mit diesem Prädikat verbinden, auf das Lebewesen, das uns hier in der geborenen Form entgegentritt. Ein ungeborenes Lebewesen ist genau dieses, das sich zu der geborenen Form zu entwickeln vermag. Insofern mag man die Selbststeuerung einer beliebigen Zelle als „menschliches Leben“ bezeichnen, aber es ist natürlich kein menschliches Lebewesen. Sie haben nur ein Element aus der Definition herausgegriffen, nämlich das der „Selbststeuerung“. Gemeint ist eine „Selbststeuerung“, die die Fähigkeit hat, aus sich heraus zum Exemplar der natürlichen Art zu werden, das dann, „wenn nichts dazwischen kommt“ und die Gegebenheiten bzw. Bedingungen vorhanden sind, zu einem geborenen Lebewesen führt.

Die Entscheidung des Menschenrechts-Gedankens, sich an das empirische Kriterium des Lebewesens zu binden, ist keine Folge der Naturwissenschaft, sondern ein höchst moralisches Urteil. Damit wird nämlich gesagt, ich stütze mich auf die biologische Zugehörigkeit, denn ich möchte mich nicht von Eigenschaften/Leistungen abhängig machen. Ich binde mich damit an das Minimalmoment.

ZACHERL: Was tun Sie beim „Vermögen“?

HONNEFELDER: Das „Vermögen“ verstehen Sie nur dann als „Eigenschaft“, wenn Sie einen Substanz-Begriff wie denjenigen des englischen Philosophen John Locke verwenden, wo die Substanz als „Träger“ fungiert - wie bei einem Weihnachtsbaum, auf den ich die „Eigenschaften“ wie Kugeln anhänge. Das „Vermögen der Vernunft“ ist hingegen etwas, was zur natürlichen Art

„Mensch" schlechthin gehört. Das ist nicht eine „zusätzliche" („zufällige") Eigenschaft - sondern wenn ich ein Lebewesen vor mir habe, das Mensch ist, dann existiert es in dieser „Wesensnatur", zu der dieses Vermögen eben gehört. Natürlich kann das *noch* nicht ausgebildet sein, oder nicht mehr „aktualiter" wirklich, oder etwa durch Krankheit gehindert sein. Aber wir sprechen doch genau dann von einem kranken oder unmündigen Menschen und haben nicht die geringste Schwierigkeit, unter „Mensch" die Art zu verstehen, zu deren „Natur" dieses „Vermögen" (diese „Potentialität") gehört. Das ist deshalb kein „Speziesismus", weil wir hier als „selbstzwecklich" eine Art bezeichnen, deren Exemplare das Vermögen besitzen, Subjekte sittlichen Handelns zu sein. Wenn ich das nicht als „Selbstzweck" ansehe, d.h. anerkenne, dann entziehe ich aller Moral den Boden, denn dann können wir uns wechselseitig auch nicht mehr als Adressaten von moralischen Normen betrachten. Insofern ist das kein „Biologismus". Es ist aber auch kein „Dezisionismus", sondern es ist ein moralisches Urteil, das sich an bestimmte Kriterien der Natur bindet - nämlich dasjenige, Lebewesen zu sein.

Was das „Maß" angeht, von dem Sie sprechen: Wir haben es mit diesem „Maß" bereits am Lebensende zu tun. Das Stichwort „Patientenverfügung", die Art und Weise, in der der Einzelne mit seinem Recht auf einen natürlichen Tod umgeht. Ich muss nicht erst in die Niederlande gehen, wo ein technisch induziertes Problem auf technischem Wege wieder zu lösen versucht wird. Die Frage nach dem „Maß" stellt sich nicht zuletzt bei der Frage der „Lebensverlängerung" - jedoch nicht erst bei der Beseitigung der *Folgen* der Lebensverlängerung: Welche Therapien will ich denn (oder soll ich wollen), wenn ich eine „Patientenverfügung" für mich unterschreibe? Da haben wir es durchaus mit „Maß" zu tun: Ein „Maß", das ich mir selbst setze. Und nun wissen wir, dass solche Maß-Setzungen nicht vom Himmel fallen, sondern sozial vermittelt sind, an bestimmten Modellen hängen, bestimmte Sinnannahmen implizieren etc.. Dieser

Prozess müsste diskutiert werden. Wir schieben ihn im Augenblick über die „Patientenverfügung“ gewissermaßen erläuterungslos an die Selbstbestimmung des Einzelnen weiter - und das kann nicht die Lösung sein.

HUBER: Noch eine Bemerkung zu Herrn Zacherl: Wir dürfen jetzt nicht den Eindruck erwecken, dass plötzlich das Genom nicht mehr so wichtig ist und wir das immer schon gewusst hätten. Ich erinnere an den epochalen Artikel von Johannes Rau (vom Mai des Vorjahres [2001]), wo er in der Mitte seines Artikels schreibt: „Und es ist die bei der Vereinigung von Ei- und Samenzelle neu entstandene genetische Information, das Genom, das den Menschen zum Menschen macht.“ Wir haben keine bessere Lösung - und das ist es! Das Genom hat schon immer einen magischen Anziehungspunkt gehabt und das, was ich zum Punkt machen möchte: Wenn Sie 46 Chromosomen hernehmen und sie geben das Acetylierungsmuster - ich simplifiziere - einer Eizelle, dann wird aus den 46 Chromosomen mit der Selbststeuerung ein neues Individuum. Wenn Sie dieselben 46 Chromosomen hernehmen und sie geben das Acetylierungsmuster eines Hepatozyten, dann wird daraus keineswegs ein Embryo, sondern das wird eine Leberzelle. Wenn sie die 46 Chromosome nehmen und geben das Methylierungsmuster eines Keratinozyten, dann wird eine Haut daraus. Also, ich glaube schon - und ich bitte meinen lieben Freund Günter Virt als Theologen, dem nachzugehen - dass das auch einen theologischen Background bzw. eine theologische Implikation hat.

Für die Frage: Wann entsteht der Mensch? hat es sehr wohl einen Impact. Es gibt jetzt schon ernstzunehmende Leute, die sagen, es sei das „mütterliche Ambiente“, das letzten Endes die Epigenetik dieser 46 Chromosomen bestimmt, d.h. den „Befehl“ gibt, *wer* der Mensch wird. Wenn die Mutter nicht die epigenetischen Signale dazu gibt, dann wird das eben kein Mensch. Dann bleiben das die 46 Chromosomen und werden etwas ganz anderes. Also, die Tatsache, dass es neben dem Genom noch eine zweite, für die Entstehung des Individuums besonders essentielle Seite der Medaille gibt, hat für die Frage „Wann entsteht der Mensch?“ einen noch nicht bekannten, aber auch extrem weltanschaulichen Impact.

ZACHERL: Herr Huber, das schreckt mich nicht. Für mich ist das ein Mensch, auch wenn er aus einer Brustzelle stammt.

HUBER: Alles, was außerhalb der Mutter ist, ist überhaupt kein Mensch. Sie brauchen, um die 46 Chromosomen zum „homo sapiens“ zu machen, die Zusatzinformation des Genoms. Die bekommt nach verlässlichen Mitteilungen die Zygote, bzw. der Blastozyst, von der Mutter. Das Zytoplasma zunächst von der Mutter - und wenn das erschöpft ist, dann direkt über das Progesteron.

ZACHERL: Wenn ich nun an „Dolly“ denke: Da liegt das Geheimnis darin, dass die Erbinformation des Kerns einer somatischen Zelle plötzlich durch Umweltfaktoren aktiv geworden ist. Ich habe ein Problem, einen derartigen Faktor als den entscheidenden hinzunehmen. Es gibt eben mehrere.

HUBER: Wenn sie nicht implantiert worden wäre, dann wäre die Epigenetik interrumpiert gewesen und das Genom wäre nie ein Schaf geworden. D.h., die genetische Information, die auch Dolly besessen hat, brauchte auch unbedingt die weitere genetische Modulation z.B. durch das Progesteron.

MIETH: Ich habe eine Reihe von kurzen Bemerkungen. Die erste bezieht sich überhaupt auf den Titel dieses Symposiums. Gefragt, an welchem Symposium ich denn teilnehme, habe ich gesagt: „Wer ist der Mensch?“. Ich musste dann feststellen, dass es nicht heißt „Wer ist der Mensch?“, sondern: „Was ist der

Mensch?". Ich habe mir dann überlegt, dass dahinter doch eine sprachliche Differenz liegt: Ich glaube nicht, dass der Mensch ein „Was" ist! Die Antwort ist nicht umkehrbar: Die Frage kann man nicht mit „der Mensch ist ein Was" beantworten. Deshalb ist es auch so schwierig, wenn man etwa die Zuschreibung von „Mensch" zu „menschlichem Lebewesen" nimmt, dann ist das eben eine Tautologie. Natürlich ist der Mensch ein menschliches Lebewesen. Das ist nur eine Erweiterung des Wortes Mensch, dass man ihn zur Reihe der Lebewesen zählt. D.h.: Für mich stellt sich die Frage, ob man die Frage überhaupt so stellen kann? Im englischen Sprachraum wird der Embryo gelegentlich auch als ein „Es", als ein „It", bezeichnet. Da kommt dieses „Was", diese „Ver-Sachlichung", sehr deutlich zum Ausdruck. D.h.: Die alte Unterscheidung von „Person und Sache" mag hier vielleicht doch eine wichtige Rolle spielen. Der Embryo ist entweder eine „sie" oder ein „er" - er hat schon ein Geschlecht. Dennoch würde ich jetzt nicht die Fragestellung ablehnen. Ich meine nur, man sollte sich bewußt sein, dass diese Fragestellung eine Hilfskonstruktion ist - nämlich, um über ein „Was" zu der Antwort zu kommen, dass letztlich die Frage des Menschen nach sich selbst zirkulär ist. Das Wort „zirkulär" ist gelegentlich gefallen, aber ich würde das als einen „hermeneutischen" Zirkel betrachten und keineswegs als ein Negativum sehen, denn man würde den Menschen selbst wieder aufheben, würde man ihn auf die Seite des „Was" bringen. Dann würde das Subjekt verschwinden, das die Frage nach dem Was überhaupt stellt. Insofern müsste man auch den damit zusamenhängenden sprachphilosophischen Überlegungen noch etwas genauer nachgehen.

Eine zweite Beobachtung. Es war auch die Rede von den moralischen Argumenten für den Embryonenverbrauch. Ich habe mich dann gefragt, was ist eigentlich ein „moralisches Argument"? Ich kann mir sehr wohl Vorteilsargumente für den Embryonenverbrauch vorstellen: Das können bestimmte Güter sein, etwa die Verringerung von Leid und Krankheit. Wir wissen noch nicht, ob (oder in welchem Ausmaß) das möglich sein wird, aber man kann sich das vorstellen. Ein „Vorteilsargument" unterscheidet sich von einem „moralischen Argument". Ein „moralisches Argument" fragt danach, was richtig und falsch ist - und nicht danach, wo der größere Vorteil liegt. Wenn man die Frage auf den größeren Vorteil bringt, hat man bereits eine sehr reduktive Moralvorstellung von vorneherein eingebracht - und zwar keineswegs die, die wir traditionell in unseren Breitengraden zu diskutieren pflegen.

Von da aus habe ich noch einige Fragen an Herrn Huber. Gene machen den Menschen nicht, haben Sie gesagt. Ich habe den Eindruck aus der bisherigen Diskussion und aus meiner Rezeption der Naturwissenschaften gehabt, dass es sehr wohl so ist, dass die genetischen Materialien weitgehend den Lebewesen gemeinsam sind. Dennoch gibt es einen Unterschied zwischen dem menschlichen Genom und dem des Menschenaffen. Dieser Unterschied ist in jeder Zelle vorhanden. Demnach ist also der Unterschied nicht ein additiver - also ein quantitativer -, sondern ein qualitativer. Denn wenn dieser genetische Unterschied überall ist, dann kann man nicht eine Affenzelle durch Verpackung zu einer Menschenzelle machen. Das haben Sie auch selbst als Übertreibung bezeichnet. Das ist die Frage: Sehe ich das richtig, dass das ein qualitativer Unterschied bleibt?

Zweitens, eine Bemerkung aus der Theologen-Ecke heraus. Ich hatte den Eindruck, dass Sie die Querverbindungen der naturwissenschaftlichen Visionen, die Sie ausgebreitet haben, und den schöpfungstheologischen Erinnerungen quasi mythologisch hergestellt haben. Also z.B. eine Ähnlichkeit zwischen „Rippe" und Zelle, die beim Klonen/Nukleartransfer in die Eizelle eine Rolle spielt. Ich glaube nicht, dass man das in irgendeiner Weise rational machen kann. Ich würde thesenhaft sagen, dass die Theologie nicht auf die Mythologie, sondern auf die Philosophie angewiesen ist.

Das führt mich zu einer weitreichenden Übereinstimmung mit dem, was Herr Honnefelder dargestellt hat. Dennoch habe ich eine kleine Frage, die sich auf den Unterschied von „Vorgegebenheit“ und „Aufgegebenheit“ richtet. Die „Endlichkeit“ des Menschen ist ja in gewisser Weise vorgegeben, d.h. dass der Mensch sterblich ist, leidensfähig und auch fehlerfähig. Ganz großen Wert würde ich auf die Fehlerfähigkeit legen, die bisher ja außerhalb der Theologie noch gar nicht ins Gespräch gebracht worden ist. Kann nicht auch die „Aufgegebenheit“ gerade darin bestehen, unsere Endlichkeit aufzuarbeiten? Aber nicht im Sinne eines progressiven Mythos, wie wir ihn in der Neuzeit haben, indem wir davon ausgehen, dass wir Endlichkeit immer mehr überwinden, sondern in dem Sinne, dass wir uns der Endlichkeit mit ihren neuen Erscheinungsformen („Alzheimer“ usw.) zu stellen haben. Das ist eine ganz andere Art von „kultureller Aufgegebenheit“ als etwa die Überwindung durch Forschung. Dass wir einfach sagen: Wir haben durch technische und medizinische Problemlösungen ein längeres Alter - und nun brauchen wir neue technische Problemlösungen, um genau damit fertig zu werden! Als ob die technische Problemlösung sich ständig selbst überbieten könnte! So ist mit der Endlichkeit und Fehlerfähigkeit des Menschen überhaupt noch nicht gerechnet. Also die Frage, was heißt „Aufgegebenheit“ angesichts der „Vorgegebenheit“?

HUBER: Das ist natürlich richtig, dass man aus einer Affenzelle keine Menschenzelle machen kann. Allerdings ist das auch nicht die Frage. Die Frage ist: Wo ist der Unterschied zwischen Mensch und Tier? Der Polymorphismus (das meint den Unterschied im Genom) z.B. zwischen uns beiden ist wesentlich größer als der zwischen einem Primaten und uns beiden. Also es ist nicht dieser biographische Unterschied. In unseren Genen ist der Unterschied zwischen uns beiden größer als der Unterschied zwischen uns beiden und einem Gorilla. Ich kann Ihnen das in extenso elaborieren, allerdings würde das zu weit führen. Das, was ich sagen wollte war auch nicht dieses.

MIETH: Das wäre ein Kategorienfehler, was Sie jetzt machen, indem Sie einen *qualitativen* Unterschied zu *quantifizieren* versuchen. Nach meiner Ansicht geht das nicht.

HUBER: Nein! Ich möchte auch nicht diesen Punkt machen. Ich sage nur, es kommt nicht darauf an, sondern auf die Systeme im Menschen und nicht auf Genome, weil jene völlig anders arbeiten als beim Primaten. Da gibt es eigentlich nur ein einziges System, das ist nicht die Immunologie, das ist nicht der Stoffwechsel, das ist nicht die Hämatologie, sondern das ist das zentrale Nervensystem. Da hat die Evolutionsbiologie relativ gut nachzeichnen können, wie dieser Unterschied zustande gekommen ist. Nach dem derzeitigen Wissensstand ist er nach einer unterschiedlichen Expression bestimmter Gene - unterschiedlich zwischen Gorilla und unterschiedlich beim „homo sapiens“ - entstanden. Das ist höchstwahrscheinlich ein wesentlicher Aspekt, warum die Struktur des Gehirns bei beiden Geschöpfen gleich ist - allerdings die Größe ist fundamental anders. Das macht auch den Unterschied aus, und nicht, ob wir unterschiedlich verdauen oder ein unterschiedliches Immunsystem haben. Das ist weitgehend ident. Der Punkt, den ich anzeigen wollte, ist nicht, Ihnen die Sixtinische Kapelle zu zeigen, denn dass Sie die kennen, davon gehe ich aus. Sondern der Punkt, den ich anzeigen wollte, ist ein ganz anderer. Wenn dem so ist - und viel spricht dafür - dann ist unsere „conditio humana“ - wenn ich mich ab und zu in die Theologie hinein verirre, dann tue ich das aus Sympathie - nicht am Ende. Das eine Bild, das ich Ihnen von „Nature” gezeigt habe, besteht eben in der möglichen Potenzierung des intra-uterinen Wachstums des menschlichen Gehirns, dass sich hier eine neue Spezies entwickelt.

Ich verstehe unseren Kreis als offenes Forum, wo man gewisse Dinge artikulieren soll - und auch muss. Ich ziehe das nicht aus der Nase, sondern ich verweise auf eine intensive Diskussion in Großbritannien und habe Ihnen hier ein Bild pars pro toto aus „Nature" an die Wand projiziert. Ich glaube, dieser Aspekt ist es wert, dass wir uns alle auch vom theologischen Standpunk aus darüber den Kopf zerbrechen.

HONNEFELDER: Der von Herrn Mieth angesprochene Zusammenhang zwischen der Wer- und Was-Frage scheint mir sehr interessant. Die Wer-Frage verweist nämlich zwangsläufig auf die Was-Frage. Auf die Wer-Frage kann ich nur antworten, indem ich entweder zeige, oder einen Namen nenne, oder einen Ersatz suche in Form einer Kennzeichnung, denn das Individuum ist nicht definierbar. Die Kennzeichnung kann z.B. die sein, dass ich auf die soziale Rolle verweise. Der Menschenrechts-Gedanke sagt nun: Im Zweifelsfall halten wir uns nicht an das „Wer", sondern an das „Was" dieses „Wer". Und natürlich gehört in die „Was"-Beschreibung, dass der Träger der Natur immer ein Individuum ist; deswegen heißt es ja auch bei Boethius: Der Mensch sei „ein individuelles Lebewesen von vernünftiger Natur" - und genau das definiert ihn als Person!
Auch in der Christologie ist es so, dass in dem Moment, wo das „Wer" kontrovers wird, man anfängt, über das „Was" nachzudenken, d.h. die Kontroverse des „Wer" über das „Was" aufzuklären. Ich glaube also, gerade wenn man sozialethisch nicht mehr von der Hierarchie der sozialen Ordnungen das Menschsein abhängig machen will, muss man auf das entscheidende Kriterium zurückgehen, dass ich zu der Spezies der „Wer" gehöre, d.h. eine Natur habe, die mich als ein „Wer" ansprechbar sein lässt.
Was die „Vorgegebenheit" und die „Aufgegebenheit" angeht, das ist in der Tat - und das haben die Ausführungen von Herrn Huber nochmal deutlich gemacht

- eine schwer zu beantwortende Frage: Gehört zur „Aufgegebenheit" die ständige Optimierung der Natur oder die Transzendierung unserer natürlichen Grenzen. (Stichwort Karl Rahner, Genetische Transzendierung als „Aufgegebenheit des Menschen"). Oder gehört zur „Aufgegebenheit" gerade das positive Verhältnis zur Endlichkeit der „Vorgegebenheit"? Das hat immer schon zu den großen Traditionen der Weisheitsliteratur gehört, dass die menschliche Lebensqualität nicht in der Steigerung der Lebensprädikate besteht, sondern in dem weisen Verhältnis zur eigenen Begrenztheit. Dann könnte geradezu das „Seinlassen" die eigentliche Realisierung der „Aufgegebenheit" bedeuten. Ich glaube, der Streit um das Maß wird ganz wesentlich eine Frage sein, wo wir die Grenze ziehen zwischen der aufgegebenen Optimierung und dem „Seinlassen". Da halte ich nach wie vor das Kriterium der Krankheit für sehr hilfreich. Da liegt, glaube ich, ein Imperativ drin, Leiden zu beseitigen, zu mildern - womöglich zu heilen. Aber ob der Imperativ der Optimierung und des „Enhealthment" ein anthropologisch und medizinisch sinnvoller sein kann, das bezweifle ich doch sehr. Wenn uns diese Kategorie abhanden kommt, dann kommen wir in die Aporien der aktiven Euthanasie, die sich am Schluß nicht mehr zu helfen weiß, und als Antwort auf die Anwendung des gesamten technischen Repertoires nur noch mit einem technischen Hilfsmittel, nämlich mit der Kaliumchloridspritze, zu reagieren weiß. Das kann keine weise Lösung sein.

KOTRSCHAL: Als Verhaltensbiologe, der sich seit einigen Jahren mit sozialen Mechanismen beschäftigt, u.a. mit der Wechselwirkung zwischen individuellem Hormonmanagement und sozialen System-Karrieren - den mütterlichen Einflüssen auf die Entwicklung, auf die Persönlichkeit - habe ich es gelernt, radikal evolutionär zu denken, und habe aus diesen Gründen mit einem Teil dieser Diskussion hier größere Probleme. Ich denke, wir stehen bei einem Grundproblem an. Die Detailprobleme, die ich habe, betreffen etwa die plötzliche Betonung der Epigenetik durch Prof. Huber. Spätestens seit der Diskussion zwischen Daniel Leermann und Konrad Lorenz im Gefolge des Holocausts und im Gefolge der Entwicklung der Ethnologie in der ersten Hälfte des letzten Jahrhunderts sollte eigentlich den Biologen klar geworden sein, dass der genetische Determinismus tot ist. D.h., was heute die Molekularbiologen und die Zytologen, Gott sei Dank, beisteuern und was aufregend ist, sind letztlich die Mechanismen, wie es auf zytologischer Ebene geht. Die Phänomene kennen wir schon länger. Also dass wir auf epigenetischem Wege Eigenschaften weitergeben können, wissen wir schon lange und das ist auch nicht das Aufregende, finde ich. Ich sehe auch nicht die Relevanz für ethische Probleme oder theologische Überlegungen, denn wenn ich einen Teil der Kompetenz vom Genom ins Zytoplasma abgebe, dann muß ich die nächste Frage stellen: Wo kommt denn das Zytoplasma her? Da haben Sie, Herr Huber, am Ende Ihrer Präsentation nur einen einzigen Vorschlag gemacht - und dem kann ich ganz und gar nicht zustimmen. Denn jede Verbindung, oder jede unklare Verbindung von Metaphysik und Naturwissenschaft hat bislang keinen Erkenntnisgewinn gebracht, sondern kann eigentlich nur Verwirrung stiften. Wir müssen feststellen, dass auch diese zytoplasmatischen Faktoren - die Verpackung, wie Sie das nennen - letztlich auf eine Wechselwirkung zwischen dem Zytoplasma und dem Genom zurückgehen. Irgendwo muß die Information für die zytoplasmatischen Faktoren herkommen - und ich sehe wirklich nicht ganz die Relevanz, auch für die Detailprobleme nicht. Ich würde die Theologen, die Ethiker und andere, die nicht Naturwissenschaftler sind, dazu auffordern, von den aufregenden und wirklich wichtigen Ergebnissen der Naturwissenschaften nicht immer so total beeindruckt zu sein, denn vieles ist gar nicht so relevant, wie man zunächst glaubt. Etwa die Omnipotenz der einzelnen Zellen. Natürlich ist es das zytoplasmatische Niveau, das dazu führt, ob aus einer einzelnen Zelle dieses oder jenes wird. Der wirklich tolle Fortschritt ist, dass wir nun wissen, es geht wirklich nicht. Aber dass die Information im Kern vorhanden ist, haben wir doch schon lange gewußt. Dass sie unter Laborbedingungen verwirklicht werden kann, regt mich nicht sonderlich auf. Standardbedingungen in der Evolution sind ein Spermium und eine Eizelle. D.h., was ich im Labor machen kann, ist Angelegenheit des Menschen, da kann ich mich nicht wirklich auf Biologie berufen, sondern das ist das Ausnützen von Wissen und Potential. Aber was, unter Anführungszeichen, „wirklich" verwirklicht ist - und bei mir ist hier keine metaphysische Konnotation, sondern unter „natürlich" verstehe ich etwas, was evolutionär entstanden ist, und das ist eben alles an uns - jedes unserer Merkmale. Darum stört und verwundert mich auch wirklich, dass die Unterscheidung zwischen Natur und Kultur immer noch geltend gemacht wird. Das verstehe ich nicht ganz, denn eigentlich könnte man schon längst eine Biologie der Kultur betreiben. Es gibt keine getrennte kulturelle und biologische Evolution, sondern es gibt biologische Mechanismen für die kulturelle Evolution. Ich möchte mich nicht in Details verlieren; das große Problem, das ich sehe, ist, dass man ständig gezwungen ist, implizit oder explizit metaphysische und naturwissenschaftliche Ebene in der Ethikdebatte doch miteinander in Einklang zu bringen. Das bereitet uns ganz massive Probleme. Was radikal evolutionäres Denken tun kann, ist dies: Vielleicht doch ein wenig dazu beizutragen, Klarheit in die Sache zu bringen. Wenn ich akzeptiere, dass Menschen in allen ihren Merkmalen, bis hin zum Bewußtsein, natürlich evolutionär entstanden sind, dann muss ich auch akzeptieren, dass ihr Potential zum ethischen Denken natürlich ein Produkt der Evolution ist und ein adaptives Merkmal im Zusammenhang mit unserem komplizierten sozialen System. Selbstverständlich wissen wir seit Grabowski und Antonio Damasio, wo sozial verantwortliches Denken im Hirn sitzt, nämlich im prä-frontalen Kortex. Das heisst: Bewußtseinszustände, sozialverantwortliches Denken, Ethik, das alles ist natürlich ein Produkt unseres Gehirns, der Ausdruck ständiger Auseinandersetzung mit der Umwelt. Wenn man das akzeptieren könnte, könnte man sich darauf einigen, etwas weniger Metaphysik einfließen lassen zu müssen, und könnte eventuell - ich weiß auch nicht was man könnte.

VIRT: „*Wer* ist der Mensch?" - das erfahren wir also sicher nicht durch den Blick durch ein Mikroskop. Sondern aus unserem erwachsenen Miteinander-Dasein, wie wir menschlich als Menschen miteinander umgehen, und dieser lebensweltliche Zugang ist m.E auch nicht hintergehbar. Dieser lebensweltliche Zugang wird aber ausdifferenziert durch die verschiedenen Wissenschaftsbereiche, jeder hat etwas beizutragen. Die Wahrheit über den Menschen ist also sehr vielschichtig und es muß jede dieser Dimensionen ihre Geltung bekommen. Und das ist die ganz schwierige Aufgabe der Ethik, diese verschiedenen Dimensionen und diese verschiedenen Wissenszugänge miteinander zu vermitteln und in eine Sprache zu übersetzen, wie man verantwortlich miteinander als Mensch umgeht.
Dass wir hier nicht vom menschlichen Leben handeln im Sinne vom artspezifischen menschlichen Eiweiß - das wären auch Krebszellen und wenn man noch Haare hätte, so wären das auch Haare und so weiter - sondern worum es uns geht, ist das Menschenleben. Es geht nicht um artspezifisches menschliches Eiweiß, sondern um Menschenleben! Dieses Menschenleben ist eingebettet in Gesellschaft, Geschichte, wo es gedeutet wird. Und jede Deutung ist natürlich verbunden mit philosophischen, anthropologischen und, wenn sie so wollen, mit „metaphysischen" Annahmen. Der eine reflektiert mehr, der andere weniger darauf. Die Einbettung unseres Menschseins in Gesellschaft und Geschichte hat uns beschäftigt, als wir darüber diskutierten, dass die Menschen - und immer mehr Menschen - immer älter werden. Wir sind als erste Generation herausgefordert, diese zugewonnenen Jahre zu kultivieren, und wir haben ein bißchen wenig Phantasie entfaltet, wenn wir unser Leben nur in Freizeit und Arbeitszeit

einteilen und vergessen, dass es dem Menschen auch gut ansteht, in seinem Leben auch Sozialzeit zu verwirklichen. Das muß sehr früh gelernt werden und dazu kann man nicht gezwungen werden, das wäre die große Gefahr aller totalitären Systeme. Die vielen jungen Alten sind eine ungehobene soziale Reserve, meiner Meinung nach. Und das nicht nur für den Produktionsprozeß, sondern eben für die Kultivierung des Alters, für die Begleitung ganz alter Menschen, für das Hineinwachsen in die Annahme der Endlichkeit unseres Daseins. Da liegen also enorme Aufgaben vor uns. Wir leben in einer Zeit, in der uns ein großer Philosoph - Descartes - eine große Illusion mitgegeben hat: Ziemlich am Ende seines Werkes steht glaube ich der Satz: „Die Medizin wird eines Tages unendlich viele Krankheiten heilen und vielleicht auch die Altersschwäche loswerden". Mit dieser Annahme leben wir alle, das hat Descartes vor ein paar hundert Jahren gesagt und das hat natürlich eine enorme Anspruchshaltung erzeugt, die uns meist gar nicht bewußt ist, sondern so selbstverständlich wie die Luft, die wir einatmen. Nicht nur der Einzelne, dass er alles haben möchte, sondern auch die Erwartungshaltung der Wissenschaften, eines Tages alles zu können. Das ist eben eine Frage, die uns die Annahme der Endlichkeit so schwer macht.

Wir haben aber unser Menschenleben nicht nur in die Zukunft, wir können sagen, wir sind nun erwachsene, ältere Menschen und wir werden vielleicht und hoffentlich auch einmal alte oder sehr alte Menschen sein. Wir können sagen, wir waren einmal junge, ungeborene Menschen und wir können heute mehr als irgendeine Generation vor uns zurückverfolgen, dass wir auch einmal „embryonale Menschen" waren. Ich glaube, das ist die einzig wahre Redeweise, sonst würden wir einen völligen Bruch, auch einen völligen Bruch in der Sprache, vornehmen. Da passieren nun die aufregenden Erkenntnisse der Wissenschaft, mit denen wir uns auseinander setzen müssen und sie an ihrer Bedeutung an ihrem Ort einschätzen müssen und nicht überschätzen dürfen. Da stellt sich nun die Frage, wie ist das beim „embryonalen Menschen“, wenn wir ihn zurückverfolgen können? Ist er jetzt sozusagen *nur* dadurch ein embryonaler Mensch, wenn er Signale von der Mutter bekommt, oder sind das nicht auch Signale, die auf Gegenseitigkeit angelegt sind? Wenn das so ist - was berechtigt dann, den Menschen in die exponierte Lage zu bringen, wo diese Signale von der Mutter ausfallen? Woher nimmt der Mensch die Verantwortung dafür, wenn von vorneherein die Signale auf Gegenseitigkeit angelegt sind? Wer einen Menschen in eine so exponierte Lage bringt, hat natürlich eine besondere Verantwortung für seinen Schutz, so würde ich als Ethiker zunächst rein „lebensweltlich“ und naiv in einem ersten Zugang sagen.

Wo spielt nun Philosophie und Theologie eine Rolle? Ich glaube, wir haben zwei verschiedene Fragerichtungen, in denen wir uns ständig bewegen. Das eine ist die Frage nach dem Beginn: Wie tritt unser Mensch-sein am Beginn in Erscheinung? Die andere Frage nach dem Anfang: Wer tritt denn eigentlich in Erscheinung? Wessen „Daseinsganzes“ eröffnet sich möglicherweise bei diesem ersten „In-Erscheinung- treten“? Das sind zwei verschiedene Fragen! Sie werden oft zu wenig deutlich unterschieden in ihrem Bedingungsverhältnis.

Ich möchte gerne noch eine Bemerkung zum Schluß machen. Menschenleben existiert als Exemplar einer Gattung, aber eben nicht nur als Exemplar einer Gattung, sondern wir existieren auch als Personen. Das ist unser lebensweltlicher Zugang. Wenn wir nun in unserer theologischen Tradition und von unseren Quellen aus dieses Menschsein deuten in seiner „Gottebenbildlichkeit“, dann sagen wir damit eine ganz bestimmte und einmalige Beziehungsstruktur aus: Wir sind „Person“ - und das kann nur sein, wenn wir als Personen angesprochen werden und ernstgenommen werden und das kommt offenbar von weiter her, als wir Menschen die Kraft haben, einander anzusprechen und sozusagen daraus Personen zu schaffen oder herzustellen. Ich denke von dieser Interpretation her, dass der Mensch nur Person ist, wenn er als Person angesprochen wird, und dass dieses Angesprochen-Sein als Person von weiter herkommt, als aus unseren empirisch erforschbaren - d.h. auch den naturwissenschaftlich erforschbaren - Strukturen. Da ist eine große Herausforderung in dem Versuch, alle reduktionistischen Menschenverständnisse zu hinterfragen. Immer dann, wenn es heißt, der Mensch ist „nichts anderes als" die Funktion seiner Gene, ist „nichts anderes als" das Produkt der Evolution, „nichts anderes als" ein sozialtechnisch gesteuertes Wesen, „nichts anderes als" Umgebung der ihn umgebenden Kohlenwasserstoffe, usw.. Ich glaube, in der kritischen Anfrage an alle diese Reduktionismen, die auch miteinander im Gespräch sind, ist oft nicht direkt spürbar, aber auf indirekte Weise, eigentlich die theologische Dimension präsent. Ich glaube, dieser Aufgabe wollen wir uns in diesem Gespräch auch stellen, diese verschiedenen Reduktionismen eben anzusprechen.

LIESSMANN: Ich möchte nur zwei kurze Bemerkungen machen. Die erste ist ein wenig frivol, ich bitte um Nachsicht. Herr Huber hat ein wenig fragend angemerkt, welche theologischen Implikationen diese sich nun eröffnende Möglichkeit enthält, aus einer Brustzelle einen Menschen werden zu lassen. Mir ist sofort die theologische Implikation eingefallen - sie wäre allerdings nur formulierbar, wenn wir uns sieben bis acht Jahrhunderte zurückversetzten und in einem scholastischen Seminar wären - da würde sich sofort die Frage aufdrängen: Wie würden wir die schon Züge des Menschen tragende Lehmfigur bezeichnen, eine Sekunde bevor der göttliche Odem daraus Adam machte?
Das ist das Problem. War es schon Adam? War es schon Mensch, Individuum, Person? Oder war es Lehm, wenn auch alle Züge des zukünftigen Menschen tragend? Was machte ihn dazu? War er es schon, wurde er es und war es der Behauchungs-Akt, der etwas machte, was man rückblickend als den Menschen bezeichnen könnte?

Insoweit sind wir ein bißchen in der Situation - und das verdanken wir den Naturwissenschaften -, Gott besser verstehen zu können, welche Probleme er hatte, als er mit dem Schöpfungswerk begann. Die waren, glaube ich, nicht gering. Als wirklicher Scholastiker kann man sich fragen, hat Gott sich diese Frage gestellt: Was ist das jetzt, bevor ich daraus etwas mache?

Das ist das Eine. Das Zweite: Mir war natürlich vollkommen klar, was die ethischen, und nicht nur metaphysischen, sondern politischen Dimensionen sind, wenn Herr Huber so sehr auf diese bedeutende Funktion der Epigenetik hinwies. Dass der Mensch also nicht durch sein Genom definiert ist, sondern erst durch diese Wechselwirkung - denn das beinhaltet: Was nicht im Uterus ist, wird nichts. Was nichts wird, ist nichts! - um das einmal ganz drastisch zu sagen! Wenn man die aristotelische Definition der Potenzialität als Kriterium hernimmt, dann ist ein extra-uterin gezüchteter Embryo, wenn man ihn sich selbst überließe, nichts, würde doch nie ein Mensch draus werden - also kann ich damit völlig problemlos machen, was auch immer. Wenn ich ihn einpflanze und er dann erst aus dieser Wechselwirkung mit der mütterlichen oder uteralen Umgebung diese Eigendynamik des Lebendigen entwickelt, erst dann trifft dieser Schutzmechanismus des Lebens - oder was wir die „Würde des Lebens“ nennen - zu. Erst dann trifft das zu, und das hat natürlich politische, soziale, ethische - und nicht zuletzt auch ökonomische - Konsequenzen. Das ist völlig klar.

Ein dritter Gedanke, der damit zusammenhängt und der mich als Philosophen so fasziniert - diese „Was ist?“-Frage. Möglich, dass Theologen sie nicht gerne hören, aber es ist die Frage, mit der die Philosophie begann. Sokrates lebte davon, dass er „Was ist“-Fragen stellte. Nun ist das große Problem bei dieser Frage „Was ist der Mensch?“, dass wir dabei immer wieder in Fallen tappen. Sie tun sich zwischen zwei Extremen auf. Entweder der Dezisionismus: Manchmal könnte man sagen, es ist ganz einfach - der Mensch ist das, was Menschen eben zum Menschen erklären. Es ist ja auch nicht so, dass dieses Problem uns völlig neu wäre. Ich darf daran erinnern, als die Spanier nach Mittelamerika kamen und dort des ersten so genannten „Indianers" ansichtig wurden: In dem Moment, wo sie begriffen, sie sind nicht in Westindien gelandet, sondern sie haben einen neuen Kontinent entdeckt - da entstand unter europäischen Gelehrten eine faszinierende Diskussion über den Status dieser neuen Lebewesen. Man hat die Bibel durchgelesen - da steht nichts davon; man las Aristoteles - der war doch *der* Philosoph - nirgends steht etwas davon. Können das Menschen sein, von denen weder in der Offenbarung noch bei *dem* Philosophen je etwas gestanden ist? Es bedurfte ziemlich intensiver Diskussionen, um ihnen klar zu machen, es sind Menschen - denn man ist draufgekommen, sie sind bekehrungsfähig. (Ist übrigens auch kein schlechtes Kriterium für einen Theologen, seien wir ehrlich.) Umgekehrt wissen wir, dass wir die Grenze der Gattung nicht nur interspezifisch, sondern auch nach außen hin ziehen müssen. Wir alle kennen Debatten in Neuseeland und anderswo (Peter Singer), wo die Menschenaffen doch auch Menschenrechte bekommen sollen, weil sie uns näher stehen, als wir es bisher glaubten. Dies scheint eine ziemlich willkürliche Grenzziehung zu sein - d.h., das wäre das eine Extrem. Da bleibt uns gar nichts anderes übrig, als eine politische Entscheidung zu treffen, wer zur Gattung Mensch gehört.

Das andere - die andere Falle, wenn ich so sagen will - ist, in irgendeiner Art und Weise einem, wenn auch naturwissenschaftlich gewendeten, Begriffsrealismus zu verfallen. Ich sage auch gleich, ich kenne keinen Ausweg aus diesen Fallen, d.h. aus der Vorstellung, dass unsere Gattungsbezeichnungen keine nominalistischen Konstruktionen sind, sondern dass diese Gattungsbezeichnungen korrespondieren mit einer natürlichen Ordnung der Gattungen. Ich will mich nun nicht in die Diskussion der Naturwissenschaftler einmischen, wie sehr die Gattungsbezeichnungen tatsächlich präzise natürliche Ordnungen wiedergeben. Aber das ist wohl die Voraussetzung dafür, dass man von der Gattung Mensch als dem entscheidenden Kriterium sprechen kann, und die Zugehörigkeit zu dieser Gattung zum Kriterium dafür machen kann, was ein Mensch ist. Und wie schwer haben wir uns getan und tun uns noch immer, bei der Frage „Was der Mensch ist?“ begriffsrealistische Gattungsmerkmale zu definieren. Da hilft uns auch der Rekurs auf die Evolution nicht wirklich weiter. Das ist eine tautologische Formulierung, zu sagen, alles was ist, ist Resultat einer Evolution. Ja, natürlich. Aber gerade, weil alles, was ist, Resultat der Evolution ist, ist z.B. auch die Freiheit Resultat der Evolution, die uns vor das Problem stellt: Soll ich klonen, soll ich nicht klonen, soll ich abtreiben, soll ich nicht abtreiben, soll ich töten, soll ich nicht töten, soll ich einen Teil von Wesen, die andere als Menschen bezeichnen, als Untermenschen bezeichnen? Vor diesen Problemen schützt mich die Evolution nicht. Ich sage jetzt nicht: Ganz im Gegenteil, aber die Genese einer Problemlage erkennt leider nicht die Lösung dieser Problemlage. Das ist für mich schon ein wesentlicher Punkt, so dass ich dann doch glaube, dass das, was Herr Honnefelder am Ende seines Statements gesagt oder als Frage formuliert hat, wirklich die entscheidende Frage ist: Es geht darum, was wir noch als menschliches Maß bezeichnen wollen? Was scheint uns für den Mensch *angemessen* zu sein? Es gibt in der Philosophie dieses wunderbare Wort des Protagoras „Der Mensch sei das Maß aller Dinge, der seienden, dass sie sind, und der nicht-seienden, dass sie nicht sind“. Der Zusatz wird dann meistens weggelassen, weil er doch zu hybrid erscheint. Protagoras meinte natürlich: Jeder Mensch ist für sich das Maß aller Dinge und es bleibt in seiner Entscheidungsfreiheit, darüber zu befinden. Natürlich müssen wir uns kollektiv verständigen - und dann ist es für mich schon eine faszinierende Frage, ob es zu diesem Maß gehört, sich selbst zu transzendieren. Da hilft uns kein Rekurs auf die Evolution, da hilft uns kein Rekurs auf die Metaphysik, da hilft uns auch kein Rekurs auf die Endlichkeit. Auch wenn ich dem zustimmen würde, dass es diese „Aufgegebenheit“ gibt und es die Vorgabe gibt, es kann die „Aufgege-

benheit“ nie vorgegeben sein, sonst wäre es schon die Vorgabe. Also es kann uns nicht aufgegeben sein, mit der Vorgabe der Endlichkeit in der Akzeptanz der Endlichkeit weiter zu leben. Man könnte genauso sagen: Menschen leben und denken und ihre Kultur, auch wenn sie evolutionär entstanden sein mag, ist nichts anderes als Einspruch gegen den Tod. Jedes Kunstwerk zeugt davon, dass sein Autor/sein Schöpfer länger leben wollte, als diese 60 oder 70 irdischen Jahre. Jede Religion ist nichts anderes als der Protest gegen die Endlichkeit. Ich würde auch sagen, dass Wissenschaft und Technik diese Grundzüge haben. Da bin ich ganz bei Ihnen, Herr Kollege Huber, dass auch die Frage der Verlängerung des Lebens, die sowohl ethisch-politisch als auch sozial-ökonomisch wahrscheinlich die wesentlich brisantere Frage ist, auch wenn die Embryonenforschung die populärere zu sein scheint.
Da möchte ich nur eine ganz kurze Bemerkung machen zu dieser Verlängerung des Lebens. Wir müssen uns schon klar sein, dass wir die erste Zivilisationsform sind, die etwas kreiert hat, was es bisher noch nie gab, die alte Gesellschaft. Alte Menschen waren bislang immer eine Minderheit und haben aus diesem Minderheitenstatus übrigens unterschiedlichste Privilegien oder auch Nachteile gehabt - die Altentötung ist nicht das Resultat einer Hochtechnologie-Medizin. Aus anderen Gründen war das in antiken Kulturen an der Tagesordnung, genauso wie die Kindesweglegung. Das haben wir alles schon gehabt an Problemen. Die Alten waren immer eine Minderheit. Nun sind sie zum ersten Mal in der Mehrheit. Dabei darf man die globale Dimension nicht vergessen. Die hochindustrialisierte westliche Zivilisation wird eine alte und reiche Gesellschaft sein, die einer extrem jungen und auch armen Gesellschaft gegenübersteht. Das wird einigen Sprengstoff geben, besonders bei der Dichte der Vernetzung - das ist das Eine. Und das Zweite, worauf ich in diesem Zusammenhang noch hinweisen wollte - aber das ist nur mehr eine sozialpolitische Bemerkung zu Herrn Teufelsbauer - selbstverständlich werden leistungsfähige,

ältere Menschen in Zukunft auch länger arbeiten können, ja sogar länger arbeiten wollen. Dazu bedarf es allerdings auch eines Wirtschaftssystems, das ihnen die Möglichkeit gibt, länger zu arbeiten. Das heißt, die Verlogenheit der Forderung der Verlängerung der Pensionen gegenwärtig betreffend - deshalb war der Protest der Österreicher auch berechtigt, wenn auch aus falschen Motiven - diese Verlogenheit besteht darin, dass man einerseits den Menschen zumuten will, sie sollen länger arbeiten, aber jeden Arbeitsplatz, auf dem sie sitzen oder sitzen könnten, vor der Nase wegrationalisiert oder ihn mit jungen Leuten besetzt, so lange das geht. Also, so lange diese Diskrepanz nicht ausgeschaltet ist, will ich diese Sache mit der Hinaufsetzung des Pensionsalters gar nicht hören. Das ist verlogen und in diesen Räumen darf man so was auch einmal kritisieren. Danke.

SCHLÖGEL: Ich wollte nur zwei Punkte ganz kurz ansprechen. Zunächst ist bei dem Punkt „Maß des Menschen“ auch noch mal auf die Frage des Sozialethischen eingehen. Es wird besonders mit dem Blick auf das Lebensende von den Kosten gesprochen. Die Menschen kosten in den letzten beiden Jahren vor ihrem Tod am meisten. Hier muß man die enorm politische Frage anfügen, wie viel uns die Krankenversicherungen kosten im Hinblick auf die Kosten, die bei Risiko-Sportarten entstehen. Kosten sie nicht mehr als ein Großteil der Aufwendungen, die wir für Behinderte haben? Was kosten uns - leider ist der Gynäkologe gerade weg - die Invitrofertilisationen, die nach 25 Jahren eine erschreckend geringe Erfolgsrate von 20% haben? Was wird dort investiert, bei einer erschreckend geringen Erfolgsrate! Aber öffentlich werden diese Themen natürlich nicht diskutiert, weil es im Grunde auch eine Diskussion ist, welches Leben wollen wir stärker fördern, unterstützen - auch finanziell - und welches nicht. Das ist vielleicht auch eine Frage, die mit dem „Maß“ zusammenhängt, wie wir mit den Kosten und den finanziellen Möglichkeiten, die wir haben, um-

gehen. Da wird es in Zukunft möglich oder notwendig sein, kritische Fragen über die Verteilung zu stellen.
Der zweite Punkt bezieht sich nochmals auf den gutgemeinten Ratschlag, die Theologie solle sich auf die Offenbarung zurückziehen. Das hat sie nie gemacht, von Anfang an nicht, und das würde für sie auch das Ende als Diskussionspartner bedeuten. Das erleben wir immer, wenn einer von uns was sagt: O.k., das ist deine Meinung, katholisch, und das scheidet dann aus der Diskussion aus. Nach dem Motto, du musst erst mal Agnostiker und Atheist sein, damit du hier überhaupt mitdiskutieren darfst. Das wird von einigen in die Debatte immer wieder eingebracht. Aber ich glaube, auf diesen gutgemeinten Ratschlag können wir uns nicht verlassen, sondern wir sind immer angewiesen auf die anderen Wissenschaften. Die Art und Weise der Annahme und der Distanz ist dann die entscheidende Frage, wie wir mit den Daten umgehen.

Nikolaus Zacherl

Was soll die Ethik? Am Beispiel der Selektion menschlicher Embryonen - viele offene Fragen.

I. Spezifika und Aussagekraft genetischer Daten:

Genetische Daten sind nicht erst seit der Möglichkeit „genetischer Tests“ vorhanden; Aussagen über die genetische Konstitution eines Menschen lassen sich auch aufgrund klinischer/phänotypischer Untersuchungen gewinnen. Nicht die Art der Erhebung von Daten, sondern deren Aussagekraft - für sich allein genommen oder in Verbindung mit anderen Daten - sind von Bedeutung.

Die Aussagekraft genetischer Daten ist eine fundamental unterschiedliche: Solche mit prädikativer Aussagekraft und solche ohne diese; solche, die unveränderlich, und solche, die veränderlich sind.

Das Konzept des genetischen Determinismus tritt immer mehr in den Hintergrund. Nicht alle genetischen Eigenschaften/Mutationen sind vererbt und/oder vererbbar; einige sind erst im Lauf des Lebens erworben. Nicht jede genetische Eigenschaft kommt in immer gleicher Weise zum Ausdruck. Ob ein genetisches Programm aktiv wird oder gar verändert wird, unterliegt auch den Einflüssen der Umwelt im weitesten Sinn.

Viele der angeblich „erwünschten“ Eigenschaften eines Menschen sind multigenetisch bedingt; das heutige Verständnis des dafür verantwortlichen systemischen Zusammenspiels der Gene in einem Organismus ist noch äußerst gering und kann keinesfalls eine Handlungsanweisung für eine „Züchtung“ oder Selektion abgeben.

II. Selektion:

Selektion als

- „Aussortieren" von Embryonen
- Implantation
- Vernichtung
- Forschung
- Eingriff in die „Entstehung" von Embryonen
- „Nachbesserung" existierender Individuen

Die Selektion auch von Menschen ist so alt wie die Menschheit selbst: Wahl des Reproduktionspartners, Geschlechtswahl nach Knaus-Ogino, medizinisch indizierte Abtreibung, Aussetzen Neugeborener, Allokation von Therapien, Ernährung etc. Ist die Selektion per se und in jedem Fall unethisch? Die „Natürlichkeit" ist für sich genommen noch kein ethischer Wert, ja sie kann sogar zum zynischen Argument werden.

Angesichts der nur bedingt vorhersagbaren Auswirkungen und der Veränderlichkeit genetischer Konstitutionen sowie des geringen Verständnisses des genetischen Systems und der Einflüsse der Umwelt scheint eine auf der Genetik basierte Selektion bestimmter Eigenschaften kaum durchführbar.

Es wird in einem sehr weiten Ausmaß unmöglich sein, Konsens über gute oder schlechte genetische Eigenschaften zu erzielen. Wer sollte denn das bestimmen? Was uns heute bestürzt macht, ist die Erfahrung staatlich vorgeschriebener Eugenik und die Versuchung, Behinderung nicht soweit möglich zu heilen, sondern Behinderte „abzuschaffen". Eine gesellschaftliche Diskriminierung aufgrund genetischer Eigenschaft birgt das Risiko einer Eugenik von unten in sich.

Abgesehen vom Klonen (reproduktiv oder „therapeutisch"), ist die heute mögliche genetik-basierte Selektion im Prinzip bloß eine negative, d.h. ein Vermeiden, ein Vernichten. Ethisch verwerflich ist es, einen Menschen nach seiner genetischen - oder sonstigen - Konstitution zu bewerten; die Würde eines Menschen, die aus seiner Einmaligkeit, seiner prinzipiellen Unverfügbarkeit und seiner Selbstbestimmtheit resultiert, hängt nicht vom Besitz bestimmter Eigenschaften ab.

Schließen Einmaligkeit, Unverfügbarkeit und Selbstbestimmung jede Selektion ethisch prinzipiell aus? Wäre es so, müsste ein ethischer Anspruch auf eine „natürliche", heißt „zufällige" genetische Konstitution bestehen. Wenn ein solcher Anspruch besteht, wäre es dann überhaupt noch zulässig, etwa an einem einwilligungs-unfähigen Kind eine Gentherapie vorzunehmen, die die genetische Konstitution des Kindes dauerhaft verändert (auch wenn sie nicht über die Keimbahn an nachfolgende Generationen weitergegeben wird)?

Der Mensch ist zwar eine Einheit aus Seele/Geist/Psyche und Leib, seine Würde wird jedoch nicht durch die Biologie begründet oder bestimmt. Anders würde jede Therapie, die ganz klar ein Eingriff in die menschliche Biologie ist, zwangsläufig auch einen Eingriff in dessen Würde darstellen. Dennoch ist es heute anerkannt, dass jeder - auch therapeutische - Eingriff in die Leibsphäre des Menschen, dessen informierte Einwilligung voraussetzt. Diese kann, je stärker die Einwilligungsunfähigkeit ausgeprägt ist, in umso stärkerem Ausmaß durch die Einwilligung bestimmter anderer Personen ersetzt werden, die im Interesse des Einwilligungsunfähigen zu entscheiden haben (etwa in Analogie zum Konzept der Integrativen Therapie von der „unterstellten Intersubjektivität").

Insbesondere den Eltern wird die Berechtigung zuerkannt, für ihre Kinder - mit deren zunehmendem Alter in geringer werdendem Ausmaß - Entscheidungen über Eingriffe auch in deren Leibsphäre verbindlich zu treffen, immer vorausgesetzt, dass das Interesse der Kinder im Vordergrund steht. Ist es in Anbetracht dessen ethisch richtig, diese Entscheidungskompetenz der Eltern im vorgeburtlichen Stadium auszuschließen, wenn auch eine Veränderung der Keimbahn erfolgt? Wäre eine Bejahung dieser Frage nicht eine ethische Verherrlichung des Zufalls?

Pharmakogenomik/-genetik können wegen des medizinisch oder etwa sozialversicherungsmäßig bedingten Ausschlusses von Therapien selektierend wirken. Präimplantationsdiagnostik ebenso wie auch Pränataldiagnostik, wenn sie nur auf die - leichtfertige - „Abschaffung“ bei Vorliegen ungewollter Eigenschaften des Embryo oder Fötus abzielen, können unter Umständen sicherlich ethisch fragwürdig sein. Ebenso fragwürdig erscheint es jedoch, die Präimplantationsdiagnostik, zumindest solange noch keine geeignete Therapien zur Verfügung stehen, zu verbieten, die Pränataldiagnostik mitsamt einer allenfalls nachfolgenden Abtreibung aber für gerechtfertigt zu halten und so die Frau zur Implantation des Embryo bis zur Abtreibung zu zwingen.

Ebenso wie im Zusammenhang mit der Gewinnung von embryonalen Stammzellen stellt sich auch im Zusammenhang mit der Selektion von Embryonen die Frage nach dem Beginn des Menschen - zum Unterschied vom Beginn des menschlichen Lebens. Setzt man den Beginn des Menschen nicht mit der Befruchtung gleich, hat das auch für die ethische Relevanz der Präimplantations- und - in eingeschränktem Maß - auch der Pränataldiagnostik Auswirkungen sowie auf die Bestimmung von Embryonen zur Verwendung in der Forschung. Wenn es um den Beginn des Menschen eine Grauzone gibt, scheint dort eine Güterabwägung im Umgang mit frühem menschlichen Leben immerhin zulässig zu sein.

III. Ethik und staatliche Zwangsvorschriften:

Gerade die ethische Bewertung der reproduktiven Verhaltensweisen von Menschen werden immer unterschiedlicher/pluraler und kontroverser. Kann, darf, soll oder muss vielleicht gar der Staat hier mit seinen sanktionsbewährten Normen regulierend eingreifen? Oder ist hier nicht jede und jeder einzelne aufgerufen, nicht nur staatliche Normen zu befolgen, sondern selbst und in eigener, wenn auch belastender Verantwortung zu entscheiden, und zwar nicht in Willkür, sondern nach bestem Wissen und Gewissen? Dass der Staatsbürger und die Staatsbürgerin damit überfordert wäre, das als Rechtfertigung staatlicher Zwangsvorschriften anzuführen, hieße, diese und diesen unter Kuratel zu stellen.

Sicher ist es Aufgabe des Staates als Setzer zwangsbewährter Normen, zu verhindern, dass die oder der Einzelne, die oder der sich gegen Selektion entscheidet, und dass Menschen aufgrund ihrer genetischen oder sonstigen Konstitution gesellschaftlich oder rechtlich diskriminiert und in irgendeiner Weise benachteiligt werden. Sonst könnte ein ethisch nicht zu rechtfertigender Zwang zur Selektion ebenso wie ein diskriminierender Effekt genetischer Daten die Folge sein.

Günter Rager

Stellungnahme zu den Thesen von Nikolaus Zacherl.

Ad I.: Spezifika und Aussagekraft genetischer Daten.

Es ist richtig, dass aus der gegenwärtigen Kenntnis des systemischen Zusammenspiels der Gene noch keine Handlungsanweisung für eine Züchtung oder Selektion abgeleitet werden kann. Das heißt aber nicht, dass wir nie in diesen Zustand kommen werden. Da sich die Ethiker vermehrt dem Vorwurf ausgesetzt sehen, mit ihren Empfehlungen immer zu spät zu kommen, wäre es jetzt an der Zeit, sich Gedanken darüber zu machen, ob „Züchtung“ oder Selektion von Menschen ethisch überhaupt vertretbar ist. Da Gesellschaft und Politik nicht immer den ethischen Grundsätzen und Empfehlungen folgen, sollte auch der öffentliche Meinungsbildungsprozess darüber schon jetzt in Gang kommen und zu einer Gesetzgebung führen. Momentan sieht es so aus, als ob man sich auf eine „negative“ Selektion, d.h. auf die Eliminierung krankheitsverursachender Gene, einigen könnte, eine positive Selektion, d.h. die Einführung von als erstrebenswert angesehenen Eigenschaften ablehnen möchte.

Ad II.: Selektion.

II.1 bis II.6. Die medizinisch indizierte Abtreibung ist in ihrem ursprünglichen und strengen Sinne keine Selektion. Die Abtreibung ist dann indiziert, wenn das Leben der Mutter bedroht ist.
Es ist wichtig, verschiedene Formen von Selektion zu unterscheiden. Selektion ist ethisch besonders dann relevant, wenn es um Leben oder Tod geht, wie dies vor allem bei der Präimplantationsdiagnostik der Fall ist. Die Selektion muss

nicht als solche und in jedem Fall unethisch sein. Es genügt, wenn sie in bestimmten Fällen als unethisch erkannt und deshalb abgelehnt wird.
Eine auf der Genetik basierende Selektion bestimmter Eigenschaften ist zwar zur Zeit kaum durchführbar. Das kann sich aber mit dem technologischen Fortschritt sehr schnell ändern. Deshalb sind bereits jetzt Grundsätze zu erarbeiten, nach welchen man künftig vorzugehen hat.

II.7. Es ist zu unterscheiden zwischen genetischen Störungen, die zu schweren Erkrankungen führen (z.B. Mukoviszidose), und solchen, die gleichsam nur „Schönheitsfehler" zur Folge haben. Im ersten Fall ist es durchaus vorstellbar, dass das einwilligungs-unfähige Kind in eine Gentherapie einwilligen würde, wenn es die Zusammenhänge erkennen könnte.

II.8 und II.9. Eingriffe in die Keimbahn können Folgen haben, die unvorhersehbar sind und unvorhersehbar viele Menschen treffen. Es kann nicht in der Kompetenz von Eltern stehen, Entscheidungen zu treffen, die über die eigenen Kinder hinausweisen und unabsehbare Folgen haben.

II.11. Präimplantationsdiagnostik und Pränataldiagnostik dürfen nicht gleichgesetzt werden. Die aus praktischen Gründen optimale Zeit zur Entnahme von Blastomerenzellen ist die Zeit zwischen dem 4-Zell- und 10-Zellstadium. Nach neueren Befunden ist davon auszugehen, dass beim Menschen die Blastomerenzellen in dieser Zeit noch totipotent sind, da die Totipotenz wahrscheinlich erst zwischen dem 12- und dem 16-Zellstadium endet. Wenn man aber für die Diagnostik eine totipotente Zelle verbraucht, tötet man damit implizit einen Embryo. Dies ist auch der Grund, warum das Embryonenschutzgesetz (ESchG §8, Abs.1) die Diagnostik an totipotenten Zellen verbietet.

Beim Vergleich von Präimplantations- und Pränataldiagnostik wird häufig übersehen, dass sich die Frauen für eine Präimplantationsdiagnostik einer ovariellen Hyperstimulation unterziehen müssen, welche mit erheblichen Risiken für die Frau einhergehen kann.
Es trifft nicht zu, dass gemäß §218aStG die Abtreibung schlechthin „gerechtfertigt" sei. Das Lebensrecht des ungeborenen Kindes bleibt grundsätzlich geschützt. Es muss nur dann hinter den Lebensinteressen der Frau zurückstehen, wenn diese durch die Weiterführung der Schwangerschaft in hohem Maße gefährdet sind.
Die Präimplantationsdiagnostik ist in erster Linie ein Selektionsverfahren. Sie zielt auf die Unterscheidung zwischen denjenigen Embryonen, die erhalten werden sollen, und denjenigen, deren Entwicklung unerwünscht ist. Embryonen werden auf Probe hergestellt.

II.12. In diesem Absatz wird unterschieden zwischen dem Beginn des Menschen und dem Beginn des menschlichen Lebens. Vermutlich ist damit gemeint, dass die Zygote und die nachfolgenden Entwicklungsstadien zwar menschliches Leben, aber noch keine Menschen seien. Wenn dies gemeint ist, dann muss zuerst gezeigt werden, worin der Unterschied besteht, und sodann begründet werden, dass Menschsein nicht bei der Fertilisation, sondern erst irgendwann später beginnt. Wenn jedoch die Unterscheidung zwischen menschlichem Leben und Menschsein in diesem Zusammenhang nicht gerechtfertigt werden kann, dann gibt es auch keine „Grauzone". Tatsächlich haben sich alle Versuche, das Menschsein später beginnen zu lassen als mit der Fertilisation als willkürlich herausgestellt.

Ad III. Ethik und staatliche Zwangsvorschriften.

III.1. stellt grundsätzlich die Gesetzgebung in Frage. Da es sich aber beim Leben des Menschen um ein so hohes Gut handelt, muss hier der Schutz durch den Staat und die Gesellschaft gewährleistet sein. Es wäre jedenfalls paradox, z.B. das Eigentum gesetzlich zu schützen, nicht aber das Leben von Menschen.

III.2. Tatsächlich wird ein gesellschaftlicher und finanzieller Zwang zur Selektion Zug um Zug etabliert. Beispiel: Am 17. November 2000 (bestätigt am 13. Juli 2001) hat ein französisches Gericht entschieden, dass ein behindertes Kind von der Gesellschaft Schadenersatz verlangen kann für die einfache Tatsache, dass es geboren wurde.

Dietmar Mieth

Präimplantationsdiagnostik - Selektion von menschlichen Lebewesen ist ethisch nicht zu verantworten!

Selbstverständlich ist das Bedürfnis, Erbschädigungen bei künftigen Kindern zu vermeiden, erstens an sich legitim und zweitens Grund genug, dafür Hilfe zu geben. Das Problem liegt nicht in dieser Intention, sondern in den Mitteln und in den Folgen. Ein guter Zweck kann nicht Mittel rechtfertigen, die als solche nicht moralisch legitimierbar sind. Gibt es ein Lebensrecht des menschlichen Lebewesens von Anfang an, dann kann dies nur mit Lebensrechten abgewogen werden. Zudem: Sollen funktionale Normen von außen bestimmen, wer denn unter den Bedürftigen eventuell zum Zuge kommen würde? Die dabei gebrauchte Legitimation durch Selbstbestimmung ist doppelt fragwürdig - subjektiv und objektiv angesichts der implizierten Fremdbestimmung. Dazu stellen sich Fragen der mit der JVF/ET-Technik verbundenen Einschränkungen und Risiken. Da es sich um eine hergestellte Situation der Auswahl handelt, ist diese selektive Handlung in der Charakteristik vom Schwangerschaftskonflikt kategorial zu unterscheiden. Die Folgen solcher Handlungen sind auf indirekte Weise eugenischer Natur. Das menschliche Lebewesen wird auf eine genetische Charakteristik reduziert, damit es verworfen werden kann.

Verändernde Eingriffe haben dagegen nicht mit selektiven Handlungen zu tun. Ein Eingriff um der Gesundung willen ist keine Selektion. Wie weit es reichen darf, mit welchen Mitteln er ausgeführt wird, ist eine ethische Fragestellung, aber sie gehört nicht zu einer Selektionsproblematik, bei der es um die Wahl zwischen Erhalten und Beendigung der Existenz eines menschlichen Lebewesens geht.

Wie neuere Untersuchungen zeigen[1], ist die Rechtslage in bezug auf die für die genetische Diagnostik vor dem Mutterleib einschlägigen Regulierungen der Fortpflanzungsmedizin und der (verbrauchenden) Embryonenforschung ziemlich verschieden. Im Rahmen der Europäischen Union ist die PID oder, mit der englischen Abkürzung, die PGD (preimplantation genetic diagnosis) ohne gesetzliche Regelung möglich in: Belgien, Finnland, Griechenland, Italien und den Niederlanden. Gesetzliche Regelungen mit eingeschränkter Erlaubnis gibt es in Dänemark, Spanien (mit noch ungeklärten Vorbehalten), Schweden und Großbritannien. Nicht erlaubt ist die PGD in Österreich, Frankreich (trotz eines Gesetzes, das aber noch nicht angewandt wird), Deutschland, Irland, Portugal (nicht ganz klar). Diese Unterschiede entsprechen etwa der Rechtslage für verbrauchende Embryonenforschung, wobei Spanien und Schweden die Herstellung von Embryonen für die Forschung, aber nicht die Verwendung überzähliger Embryonen ablehnen. Zu bedenken ist, dass die PGD, auch wo sie angewendet wird, noch im Stadium des klinischen Versuches ist. Zur Sicherheit wird bisher auf jeden Fall eine Pränataldiagnostik im Mutterleibe nachgeschoben.

---

[1] Vgl. Deryck Beyleveld / Shaun Pattinson: Legal Regulations of Assisted Procreation, Genetic Diagnosis and Gene Therapy, in: Hille Haker / Deryck Beyleveld (eds.): The Ethics of Genetics in Human Procreation, Aldershot GB - Vermont USA 2000, 215-276. Das Buch ist als Ganzes ebenso einschlägig wie seine beiden Vorgänger in der Publikation des Europäischen Netzwerkes für biomedizinische Ethik: Elisabeth Hildt / Sigrid Graumann (eds.): Genetics in Human Reproduction, a.a.O. 1999; Elisabeth Hildt / Dietmar Mieth: In vitro Fertilisation in the 1990s, a.a.O. 1998
Ebenso einschlägig: Marcus Düwell / Dietmar Mieth (Hgg.): Ethik in der Humangenetik. Die neueren Entwicklungen der genetischen Frühdiagnostik aus ethischer Perspektive (Ethik in den Wissenschaften Bd.10), Tübingen 1998; Ethik in der Medizin Bd. 11, Suppl. 1, zur Präimplantationsdiagnostik, hg. von Marcus Düwell und Dietmar Mieth; Regine Kollek: Präimplantationsdiagnostik: Embryonenselektion, weibliche Autonomie und Recht (Ethik in den Wissenschaften Bd. 11), Tübingen 2000.
Zu den europäischen Hintergründen im allgemeinen vgl. Dietmar Mieth (Hg. unter Mitarbeit von Uta Knoerzer): Ethik und Wissenschaft in Europa. Die gesellschaftliche, rechtliche und philosophische Debatte. Freiburg - München 2000.

Die PGD ist eine Untersuchung auf seltene, monogenetische, aber höchst variable Erbkrankheiten, die nach vorherigen Prüfungen und Erfahrungen mit etwa 25% an Wahrscheinlichkeit beim zu erwartenden oder zu planenden Nachwuchs vorkommen könnten, nicht therapierbar sind und eine hohe Belastung bzw. einen hohen Leidensdruck, meist mit Lebensverkürzung, darstellen.

Der entscheidende ethische und rechtliche Punkt ist der Embryonenschutz. Wer davon ausgeht, dass der frühe Embryo ab der vollzogenen Befruchtung ein menschliches Lebewesen ist, das den Bauplan eines ganzen Menschen in sich trägt (Potentialitätsargument) und das zu einem solchen Menschen in einer Kontinuität steht, die keine Stufen kennt, welche die Entwicklung im Sinne einer Änderung der Substanz markieren (Kontinuitätsargument), wer dies zudem an dem Kennzeichen bestätigt sieht, dass der Embryo bereits ein Geschlecht hat - was bloßem menschlichen Leben im Unterschied zu menschlichen Lebewesen nicht zukommt - der wird einen Embryonenschutz befürworten, der den Embryo nicht zum Verbrauch zur Verfügung stellt. In Deutschland heißt es, dass sich die „Menschenwürde auf den Embryo erstreckt". Damit wird das Lebensrecht des Menschen auf den Embryo als menschliches Lebewesen angewandt. Zudem möchte man einer Ausbreitung des Gedankens wehren, man könne zwischen menschlichen Lebewesen nach Qualitäten unterscheiden, da dies bei weiteren nicht-selbstbestimmungsfähigen Menschen zur Verweigerung des Lebensrechtes führen könne.

Die Gegenposition, die meistens am Modell des britischen Embryonenschutzgesetzes (parallel zum deutschen aus dem Jahr 1990) festgemacht wird, sieht im Embryo für ca. 14 Tage noch kein menschliches Lebewesen und daher nur das Gebot der Achtung („respect for human life"), nicht aber ein Abwehrrecht gegen Eingriffe im Sinne eines Lebensrechtes eines menschlichen Lebewesens gegeben. Die Argumentation für die 14 Tage ist dabei eher pragmatisch (der Embryo in der Totipotenz der Zellen sei noch teilbar und daher nicht individuell) und zweckbestimmt. Der Embryo gilt zwar als Gut, unterliegt aber der Güterabwägung mit als hochrangiger eingeschätzten Gütern, die von der reproduktiven Selbstbestimmung bis zur Verhinderung von erbkrankem Nachwuchs reichen.

Da dies in der deutschen Debatte oft vernebelt wird, sei darauf hingewiesen, dass das ethische Bedenken gegen die Präimplantationsdiagnostik die Selektion von Trägern monogenetischer Krankheiten durch deren Nichteinpflanzung ist. Die Frage, ob die zum Test entnommene Zelle totipotent und damit wieder selbst ein Embryo ist, mag für juristische Differenzierungen eine Rolle spielen, aber sie ist ethisch nicht entscheidend. Kurz: Es geht erstens um die Selektion von behindertem Leben und um ihre Auswirkungen, es geht zweitens um das Problem, im Status oder Rang zwischen unbelasteten und belasteten Embryonen zu unterscheiden, und es geht drittens um die Teilbarkeit des Menschseins überhaupt.

Wer solche Argumente pragmatisch einzuebnen versucht, indem er mit mitleiderregenden Fällen - es handelt sich dabei nicht um große Zahlen - operiert, der unterliegt bei der Reduktion des Problems auf diese Fälle der Verblendung im Hinblick auf die sozialen und moralischen Folgen. An dieser Stelle wird gern auf die Straffreiheit von Schwangerschaftsabbrüchen verwiesen und auf den Skandal, dass unter dem Deckmantel der „medizinischen Indikation" (die eigentlich „Leben gegen Leben" meint) genetisch bedingte Spätabtreibungen nach Pränataldiagnostik möglich sind. Aber wenn man diese Situation für beklagenswert hält, dann sollte man sie ändern, statt sie - ethisch unlogischerweise - für die Rechtfertigung oder Inkaufnahme der PGD anzuführen. Das Versagen des Lebensschutzes an einer Stelle als Argument dafür anzuführen, ihn an anderer Stelle aufzugeben - zu welcher moralischen Logik würde dies führen? Die Nichteffizienz eines moralischen Gebotes ist kein Argument für die Aufhebung eines effizienten moralischen Gebotes. Die Pränataldiagnostik (PND)

würde zudem von der zusätzlichen PGD kaum berührt, geschweige denn wesentlich eingeschränkt, und sie müsste der PGD zur Kontrolle nachgeschoben werden. Zudem wird bei der PGD zumeist die Belastung der In-vitro-Fertilisation als invasiver Technik für Frauen übersehen, deren Belastung durch die wiederholten Versuche, überhaupt eine Fruchtbarkeit zu erzielen, noch zunimmt.[2]
All diese Argumente begegnen jedoch in der europäischen Debatte dem Hinweis auf die Grundlegung des „liberalen“ Rechtsstaates in der „Selbstbestimmung“ (Autonomie) des Menschen. Dem Autonomiebegriff im Sinne der „Selbstbestimmung“ entspricht freilich Kants Begriff von der Autonomie als „Selbstverpflichtung“ keineswegs. Der Begriff der Menschenwürde, der keine Unterschiede zwischen Menschsein zulässt, ist hingegen, z.B. in Frankreich und Deutschland, ein Verfassungsbegriff, gegen den der Begriff Autonomie = Selbstbestimmung nicht ausgespielt werden darf. Denn der Begriff der Würde umgreift nicht nur die Autonomie, sondern auch die Rechte menschlicher Lebewesen, unabhängig von ihrer Selbstbestimmung. In der philosophischen Hintergrunddebatte kommt es oft zu Auseinandersetzungen „Autonomie gegen Menschenwürde“, wobei die Liberalisten in der „Würde“ bloß einen Pietäts- oder Achtungsbegriff, aber keinen wirksamen Rechtsbegriff mehr sehen, der jedes menschliche Lebewesen an den Abwehrrechten, z.B. an der Unantastbarkeit, teilnehmen lässt. Unabhängig von der Diskussion, ob der Embryo nun ein „human being“ ist oder nicht, sehen die Autonomisten keinen Grund, die menschliche Selbstbestimmung durch das Lebensrecht von Embryonen einzuschränken. Dies hat zur Folge - und ich beschreibe hier Diskussionen in der Ethik-Beratergruppe der Europäischen Kommission -, dass vorgeschlagen wird, das Recht auf Leben entweder aus einem kommenden europäischen Grundrechtskatalog zu streichen oder aber auf das Verbot der Todesstrafe zu beschränken.

---

[2] Vgl. zu diesen Aspekten vor allem Regine Kollek a.a.O.

Hier wird deutlich, dass der von mir dargestellte Disput viel weiter reicht als die Kontroverse um die Präimplantationsdiagnostik. Es ist nicht zu übersehen, dass die von Bischof Wolfgang Huber geprägte Unterscheidung zwischen Interessensethik und Würdeethik auch eine Debatte skizziert, die für die Zukunft Europas wichtig ist. Die Integrierung Europas kann jedenfalls m. E. nicht so aussehen, dass sich die jeweils liberalste Gesetzgebung eines Landes „um der Einheit" bzw. um der wissenschaftlichen und wirtschaftlichen „Freizügigkeit" willen durchsetzt und sich für die anderen Länder als repressiv erweist. Damit ist auch auf die Zweideutigkeit des sog. „Tourismus"-Argumentes aufmerksam zu machen (Menschen reisen dorthin, wo ihnen in ihren Interessen geholfen wird, auch wenn die Mittel problematisch und im eigenen Lande verboten sind). Sogenannte „Minimalkonsense" dürfen nicht zur Einebnung von Unterschieden führen, die Staaten im Grundansatz kennzeichnen und die in ihre Verfassungsidentität aufgenommen sind.
Nun wird ja gerade die Einbeziehung des Embryonenschutzes in die deutsche Verfassungsidentität bestritten, am markigsten von Reinhard Merkel (in: „Die Zeit" v. 25. 1. 2000). Seine logischen Konstruktionen sind freilich nicht überzeugend. Dass der Embryo als menschliches Lebewesen zur Gattung der Menschheit („member of a human species") gehört, ist nicht, wie er meint, die Begründung des Lebensrechtes, sondern die Voraussetzung von dessen Anwendung. Von einem naturalistischen Fehlschluss (vom „Ist" auf ein „Soll") kann hier keine Rede sein. Vielmehr wäre es ein Fehlschluss, wenn man vom besonderen „Wert" von Eigenschaften auf eine Würde schließen wollte, denn nach Kant ist ja gerade die Würde durch kein Wertäquivalent zu ersetzen, d.h., Eigenschaften wie „Autonomie" sind nicht empirisch gemeint, sondern transzendental, d.h. eben menschheitsbezogen. „Würde", wie Merkel dies tut, an „aktuellen Zuständen" zu messen, ist demnach widersinnig. Auch die Tatsache, dass wir uns im Konfliktfall der alternativen Lebensrettung eher solidarisch zu

bereits entfaltetem Leben verhalten, ist nicht beweiskräftig. Wollten wir unsere Normen aus der Abwägung im Extremfall begründen, gäbe es bald nur noch Spitzfindigkeiten und keine Normen mehr. Wer daher zwischen menschlichen Lebewesen auf der moralischen Ebene - ich lasse hier Rechtsabstufungen außer Acht - unterscheiden möchte, hat eine hohe Beweislast, denn er muss Gründe dafür benennen, die nicht in aktuellen Zuständen oder empirischen Varianten bestehen. Der Verallgemeinerungszwang solcher Gründe führt jedoch zu deren Uneinsichtigkeit. Denn für jeden Mangel, den man benennen mag, lassen sich auch andere Zustände beim Menschen benennen. Man müsste sich also auf Konventionen der Menschenteilung einigen: Ein Ende der „Gattungsethik" (J. Habermas). Dagegen ist die Unterscheidung zwischen menschlichem Leben (human life) und menschlichem Lebewesen (human being), die mit dem Embryo beginnt, leicht generalisierbar. Wer diese Position verlässt, wird es schwer haben, in Zukunft noch von „Humanität" im Sinne eines ethisch bedeutsamen Begriffes zu reden.

Diskussion:

RAGER: Ich möchte gerne zu Herrn Zacherl noch etwas zum Vergleich von Abtreibung und der PID sagen. In seinem Text ist zu lesen, dass Abtreibung gerechtfertigt sei, und ich habe dazu die Anmerkung gemacht, sie ist nicht schlechthin gerechtfertigt, nicht einmal im Gesetz. Ich möchte weiterhin darauf hinweisen, dass wir gerade hier die wichtig Differenz zwischen Ethik und Rechtsprechung machen müssen. Ich denke, bei Ihnen ist das etwas ineinander übergegangen. Diese klare Separation ist notwendig. Ich argumentiere hier nicht rechtlich, sondern ethisch.

KÖRTNER: Ich möchte zu allen drei Positionen ein paar Bemerkungen machen, zu ausgewählten Aspekten. Ich fange mal mit dem an, was Herr Zacherl ausgeführt hat, denn ich glaube, er hat einen ganz entscheidenden Punkt getroffen. Den möchte ich gerne hervorheben, denn ich glaube, wir sind längst an einem Punkt, wo die ganzen bioethischen Fragen in Wirklichkeit biopolitische Fragen sind, weil ich glaube, dass die ganzen Argumente hinlänglich bekannt sind. Diese Argumente kann man auch uferlos immer wieder austauschen. Die Frage wird einfach sein, was wir politisch machen. Was die Theologie betrifft, glaube ich, so haben Sie Recht, dass es natürlich auch darum geht, dass die Kirchen versuchen, sich zu positionieren und diskutieren, welche Form von politischer Einflußnahme sie mittelfristig in den europäischen Gesellschaften haben. In Deutschland sieht man das ganz krass, in Österreich könnte ich das im Moment auch am lebenden Objekt zeigen, wie das funktioniert. Ich möchte nun, weil ich hier vermutlich der einzige Evangelische bin, deutlich machen, dass die österreichische evangelische Kirche durch die von ihr veröffentlichte Denkschrift deutlich gemacht hat, dass sie sich von dieser Art politischer Einflussnahme (über das Strafrecht wird direkt versucht, kirchliche Positionen durchzusetzen) klar distanziert. Die österreichische Rechtsordnung sollte meiner Meinung nach nicht in dieser Weise gestaltet sein, dass solche theologischen Positionen mit dem Instrument des Strafrechts durchgesetzt werden. In Deutschland läuft die Debatte im Moment so: Die EKD hat mehrheitlich die Meinung, sich in einer - ich sage es zugespitzt - katholisierenden Weise positionieren zu sollen. Darüber gehen intern die Meinungen sehr auseinander, d.h. wir kämpfen das noch intern aus. Ich kann sagen, die Universitätstheologie (demnächst erscheint in der FAZ ein größerer Artikel darüber) übt hier öffentlich deutliche Kritik an Repräsentanten der EKD, die meinen, hier Arm in Arm mit der Bischofskonferenz der katholischen Kirche marschieren zu sollen. D.h., die Rechtsordnung wird dadurch herausgefordert, dass wir nicht nur einen Konflikt von Positionen, die hier im Raum stehen, befrieden müssen, sondern es ist auch ein Konflikt von ethischen Ansätzen. Ich kann mir das nicht anders vorstellen, als dass die Rechtsordnung hier so verfährt, dass sie hier Entscheidungsspielräume einräumt; d.h. die Gesetze werden - vereinfacht gesagt - liberaler sein, als es einer lehramtlichen katholischen Moraltheologie entspricht. Das wird gar nicht anders gehen, auch nicht europapolitisch, und es wird unvermeidlich sein in einer pluralistischen Gesellschaft, dass die Entscheidungsspielräume an den Einzelnen, bzw. an die „scientific community" delegiert werden, die dann für sich Instrumente entwickeln muss, wie sie mit dem Problem so umgeht, dass nicht einfach alles möglich ist, sondern dass man über das Standesrecht oder entsprechende Kommissionen und ihre Geschäftsordnung versucht, damit zurecht zu kommen.

Mit dem zweiten Punkt gehe ich nochmals auf Herrn Rager ein. Das alles mal zugestanden, was Sie als Position formulieren, so bleibt doch der Gesetzgeber vor der Situation, dass er den einen und den anderen Embryologen hört. Ich unterstelle nun, Ihre Position sei die richtige, dann bleibt immer noch die Tatsache, dass wir es de facto mit der Abstufung von Rechtsschutz in der Gesetzesordnung zu tun haben - „moralischer" oder „ontischer Status" hin oder her. D.h.: Selbst wenn man Ihre Position teilt - und auch ich gehöre erklärtermaßen zu denen, die den Embryo nicht für einen bloßen Zellhaufen halten - müssen wir uns vernünftigerweise damit auseinandersetzen, dass wir Abstufungen im Lebensschutz haben.

Hier kommt auch noch ein lebensweltliches Problem hinzu. Wir unterstellen einfach einmal einen Konsens über den Status von Embryonen als Subjekten oder sogar als potentiellen Personen oder was auch immer. Wir würden bei natürlich abgehenden Embryonen nicht von einer Kindersterblichkeit reden und keine Rechtsordnung, die ich kenne, würde bei der IVF die Eltern oder die betroffenen Frauen dazu zwingen, sogenannte überzählige Embryonen sich implantieren zu lassen und sie auszutragen. Von daher halte ich die Überlegungen, die von Adoption von Embryonen reden, für irreführend, weil sie auf der Ebene der Semantik etwas unterstellen, was immer schon präjudiziert, es handle sich um Kinder, was aber in der Rechtspraxis nicht durchführbar sein wird. Also, selbst wenn man nun dieser Argumentation folgt - und ich selbst kann ihr viel abgewinnen - muss ich mich aber noch mal selbst fragen, wie das denn lebensweltlich aussieht: Wie gehen wir denn mit Embryonen um?

Nur noch eine kleine Bemerkung zum Abtreibungsrecht: Das geht immer wieder so in den Diskussionen aneinander vorbei, wenn Deutsche in Österreich diskutieren. Man muss einfach sagen, dass Herr Zacherl das vor dem Hintergrund der österreichischen Rechtsordnung formuliert hat. Es ist nicht das, was ich mir wünsche, aber es ist einfach eine herrschende Lehrmeinung, dass in Österreich ein Recht auf Abtreibung besteht. Das ist vielleicht sogar die herrschende, es ist jedenfalls mindest eine gleichstarke wie die andere. Das ist offensichtlich in der Rechtsdogmatik anders als in Deutschland. Insofern kann man das kritisieren - es entspricht aber unserer Rechtsordnung hier.

Herr Mieth, das mit dem Psalm 139 ist natürlich so eine Sache. Denn einerseits haben Sie selbst gesagt: Wenn man diesem poetischen Text folgt, dann müsste man sagen, es spricht gerade gegen die These, der Embryo sei ein Mensch. Sie haben dann aber so nonchalant gesagt, das könne man selbstverständlich so nicht machen. Dann frage ich mich: Warum eigentlich nicht? Es ist nicht meine Meinung, um das gleich zu sagen, nur das Judentum argumentiert genau so. Und das sind ganz wesentliche Grundlagen dafür, dass auch in einer religiösen Argumentation zu ganz anderen Schlußfolgerungen gelangt wird. Nicht, dass es meine sind, aber als christlicher Theologe muss ich das doch zur Kenntnis nehmen, und eine gewisse Nachdenklichkeit im Umgang mit biblischen Texten tut da gut. Wir müssen einfach auch sehen - auch wenn das Judentum in Österreich und auch in Deutschland eine Minderheit ist: Es gibt auch unterschiedliche religiöse Traditionen, mit diesem Problem um zu gehen. Das gilt besonders, wenn wir international über diese Probleme reden. Zum Schluß nochmals alle Bedenken, die ich selbst auch habe, gegen die PID noch mal in Rechnung gestellt, so bleibt bei der Rechtsordnung die Frage, welche zwingenden Gründe der Staat haben soll, durch seine Rechtsordnung die PID zu verhindern. Ich wünsche sie mir nicht - und gehöre erklärtermaßen zu den Kritikern - aber wenn es darum geht, dass wir zu einer Gesetzesordnung kommen, müssen wir uns das noch mal genau anschauen. Da möchte ich nur einen Aspekt noch bringen: Die Sache mit dem behindertenfeindlichen Klima sollte man, glaube ich, differenzierter sehen. Denn einerseits haben wir durch die derzeitige Praxis der PND schon längst die Selektionspraxis. Was nicht dafür spricht, es auch noch auf die PID auszudehnen - nur: Wo wir uns als Kritiker einen Gefallen tun, pauschal von einem Zuwachs von Behindertenfeindlichkeit zu reden, das weiß ich nicht. Man muß ja auch einräumen, dass in unseren Gesellschaften wahrscheinlich mehr für Behinderte getan wird als je zuvor. Man muss das Gegenargument ernstnehmen, gegen Behinderung zu sein. Und dass bestimmte Krankheiten weitervererbt werden und dafür vielleicht Methoden wie die PID anzuwenden, heißt noch lange nicht, dass gegenüber denen, die geboren sind, eine neue Form von Diskriminierung etwa im Sozialrecht kommt. Das sage ich auch als einen selbstkritischen Einwand, weil ich auch dazu neige, vor der eugenischen Mentalität zu warnen.

RAGER: Ich danke Ihnen für Ihre Erwiderung, ich sehe auch die Probleme, die sich für die Rechtssprechung und die Politik ergeben. Davor verschließe ich meine Augen nicht. Aber was nicht passieren darf, ist dies, dass man wegen dieser Probleme versucht, die Aussage über den Status des Embryos zu verändern, und das ist mein wichtiger Punkt. Die Minimalaussage, auf die wir aufgrund dieser Darlegung kommen, ist, dass es sich von der Zygote an um einen individuellen Menschen handelt - und ich meine, dass dies so stehen bleiben muss. Dass nachher Überlegungen kommen, ob es vielleicht im Bereich der Rechtssprechung einen abgestuften Rechtsschutz gibt, das möchte ich damit gar nicht antasten.

MIETH: Herr Körtner, es gibt so gewisse Sprachregelungen, mit denen ich mir schwer tue, z.B. das Wort „lehramtliche katholische Moraltheologie". Erstens ist natürlich klar: Wenn Sie damit etwa die deutsche Bischofskonferenz meinen, dann wird sie ganz bestimmt nicht der Meinung sein, dass die Art und Weise, wie sie die Ethik versteht, unmittelbar ins Recht übertragen werden muss. Ich habe noch keinen Bischof getroffen, der dieser Ansicht wäre.
Zum Zweiten würde ich mich schon fragen, ob mich das Lehramt als einen „lehramtlichen katholischen Moraltheologen" bezeichnen würde - wahrscheinlich eher nicht. Die Frage des Lehramtes hat mit der Frage der Argumentation relativ wenig zu tun, denke ich. Zumal diese Argumentation auf philosophischen Gründen stehen muss, gerade nach moraltheologischer Meinung, und

nicht aus biblischen Gründen abgeleitet werden kann. Sie haben nun darauf aufmerksam gemacht, dass man das vielleicht doch etwas nachdenklicher tun müsste. Wenn man das aber tut, dann stößt man darauf, dass die christliche Praxis der Bibel und dass das Judentum heute anders darüber denkt. Im Gespräch mit jüdischen Rabbinern ist mir das ganz deutlich geworden. Das hängt mit der „Beseelungstheorie" zusammen. Wenn man eine „aristotelisch" orientierte Beseelungstheorie als eine überholte Interpretation von biologischen Fakten betrachtet, dann hat man allen Grund, den jüdischen Rabbinern zu sagen, dass sie ihre Auffassung überdenken müssten im Hinblick auf ihre Herkunft. Also ich sehe mich dadurch noch keineswegs in meiner Argumentation gestört, dass man darauf hinweist, dass die aristotelische Zeugungsbiologie heute noch religiöse Folgen hat. Auch bei den Muslimen beispielsweise.

Ein großes Problem habe ich auch mit der Frage des Rechtsfriedens. Denn ich glaube nicht, dass es jemandem schadet, wenn Ethikansätze miteinander streiten. Also ich würde eine Streitkultur in einer Gesellschaft meinen, die erhalten bleibt, auch wenn es das Recht gibt, weil man doch auch darüber streiten kann, ob das Recht richtig ist. Also ich würde eine solche Streitkultur nicht für schädigend halten und sehe mich nicht so sehr zur Friedenswahrung gezwungen. Man kann natürlich sagen, es gibt einige anstehende Probleme, also etwa bei der PID, die anstehenden 60 oder 70 Paare, von denen in Deutschland die Rede war. Es ist für die nicht notwendig, ein solches Recht zu schaffen, da sie ihre Behandlung auch anderswo suchen können. Wir haben ja ein territoriales Recht, man kann natürlich sagen, den Tourismus mag man nicht. Aber wir werden in Europa nicht umhinkommen, dass wir genauso wie in den USA einen Wechsel der Gesetze haben, einen Wechsel von Kanton zu Kanton, wenn ich es mal so ausdrücken darf. In den USA hat z.B. der Staat Wisconsin eine relativ liberale Regelung - das merkt man an den Versuchen, die dort gestartet wurden. Der Staat Minnesouta, direkt nebenan, hat hingegen restriktive Regelungen. Ich

glaube nicht, dass wir in der Europäischen Union darum herumkommen werden.
Noch eine letzte Bemerkung zur Frage der Behinderten. Ich nehme eine soziale Analyse vor: Ich halte es gerade für ein Problem, dass wir, was unsere Kinder anbetrifft, eine gewaltige Verantwortung auf uns zu nehmen bereit sind. Wir wollen ihnen ja ein gelingendes Leben schenken. Und genauso, was unsere Behinderten betrifft. Aber dieser Versuch, dieses Leben der Behinderten zu perfektionieren, steht überhaupt nicht im Widerspruch zur Selektion. Denn gerade deswegen, weil wir bereit sind, soviel für die Behinderten zu tun - oder für unsere Kinder zu tun - ergibt sich, dass wir das auch als eine Riesenbelastung der Gesellschaft oder der Elternschaft empfinden. Und diese Riesenbelastung, die auf uns zukommt - gerade weil wir es perfekt machen wollen - führt dazu, dass die selektive Behandlung dadurch begünstigt wird. Also ich sehe überhaupt keinen Widerspruch zwischen unserem Handeln für Behinderte - in den Universitäten mit den Zugängen zu den Treppen und dergleichen. Ich glaube übrigens, dass diese Universität hier noch einen etwas zurückgebliebenen Eindruck macht, aber ich denke, dass das überhaupt kein Argument ist. Das zeigt, dass die Gesellschaft in einem wesentlichen Punkt behindertenfeindlich ist.

LANGTHALER: Ich hätte nur eine kurze Verständnisfrage an Herrn Zacherl. Wenn ich Herrn Honnefelder gestern richtig verstanden habe, dann hat er dahingehend argumentiert, dass die biologische Zugehörigkeit zur Spezies Mensch eben deshalb das einzige Kriterium auch für den Person-Status sein müsse, weil jedes andere Argument, wenn es nicht schon willkürlich ist, so doch jedenfalls diejenigen bevorteilen würde, die selbst diesen aufgestellten Zugehörigkeits-Kriterien genügen. Dieses Argument scheint mir in der Tat überzeugend zu sein. Herr Zacherl, wenn ich Ihre Ausführungen richtig verstanden habe, hat Sie dieses von Herrn Honnefelder stark gemachte Argument jedoch nicht wirklich zufrieden gestellt. Ich habe aber nicht ganz verstanden, was Ihnen daran nicht so gefällt.

ZACHERL: Das trifft sich sehr gut mit dem, was ich zu Herrn Rager sagen wollte. Natürlich ist es beeindruckend, wenn man sagt: Gut, wenn es nicht dieses vorfindbare Kriterium ist, dann kommt jemand, der diese Kriterien festsetzt, in eine Machtposition. Kann das ein Argument sein für die Definition des Menschen? Wenn Sie, Herr Rager, in der Diskussion gesagt haben (als Antwort auf Körtner): Eine Zygote ist ein Mensch. Eine Zygote ist eine Zygote! Ob eine Zygote ein Mensch ist, ist wieder was anderes.
Sie verzeihen, wenn ich nun auf die Wortwahl eingehe. Sie rekurrieren auf Ontologie; Sie haben vier Bedingungen genannt, wann ein Mensch da ist. Und das ist genau mein Punkt: Es sind gestellte Bedingungen. Es muß irgendeinen Link geben zwischen dem „ontischen" und dem „moralischen Status". Völlig richtig. Aber für mich ist die große Frage: Kann ich allein aus dem „ontischen Status" sagen, was ein Mensch ist? Wenn ich an gestern denke: Der Mensch als Ergebnis einer kulturellen Evolution. Ich glaube, die Frage müssen wir beantworten: Ist der Mensch - und Sie definieren den Menschen mit Ihren Bedingungen - rein biologisch zu bestimmen? Ist das wirklich möglich? Ist nicht „Mensch" noch etwas anderes als bloß etwas, das kategorial-biologisch beschreibbar ist? Womit ich nicht sagen möchte, dass das Eine mit dem Anderen nichts zu tun hat. Aber ich weiß nicht, ob man es einfach so zusammenwerfen kann.
Wenn Sie, Herr Langthaler, sagen, Sie hätten meinen Einwand gegen das von Herrn Honnefelder vorgebrachte Kriterium nicht ganz verstanden: Für mich ist das ein Problem, und wenn Sie nun eine klare Antwort von mir haben wollen, so tue ich mir schwer. Das ist das, was ich hinüberbringen wollte: Wenn es diesen Unterschied der Kategorien gibt, ohne dass sie in Widerspruch stehen dürfen, ob dann nicht Platz für eine Güterabwägung möglich und zulässig ist?

Was ich noch sagen wollte: Wenn wir über Embryo reden, sprechen wir über uns selbst, oder wie es Herr Mieth formuliert hat (als Bekräftigung zu Ihnen, Herr Rager): Hätte es die PID gegeben, dann wäre ich vielleicht nicht - d.h.: Ich rede über mich selbst. Das ist sehr beeindruckend, dennoch, verwischen wir damit nicht etwas? Erstens einmal die Frage, würde ich leben? Würde ich leben, wenn meine Eltern wüssten, was aus mir geworden ist? So sicher bin ich mir nicht. Oder, wir haben im Religionsunterricht gelernt, ob Abtreibung zulässig ist oder nicht. Ja, wenn er das Leben der Mutter angreift, dann ist das ein Notstand usw.. Dazu wurde uns die Geschichte erzählt: Da gibt es eine Mutter, die die heroische Tat setzt und mich gebar, obwohl man ihr gesagt hat, dass die Geburt für sie ein Risiko ist. Auch dieser Mensch lebt mit einer gewissen Belastung. Ich hätte u.U. meine Mutter dadurch „umgebracht“, dass ich geboren bin. D.h., diese subjektive psychische Belastung tragen wir. Das ist nichts Neues mit der PID oder Genetik, sondern vielleicht kommt es daher, dass die Geburt ein schmerzlicher Vorgang ist. Aber ich glaube dennoch, wenn wir wirklich eine Antwort darauf geben wollen, ob der Embryo ein Mensch ist oder nicht, und deshalb die Frage stellen, was ist der Mensch, dann muß ich die Distanz herstellen, sonst komme ich nicht zu einer Antwort. Die Unterscheidung, Herr Mieth, die Sie treffen bezüglich Abtreibung und PID, indem Sie sagen, die PID schafft eine Konfliktsituation, und eine Schwangerschaft geht man nicht auf Probe ein - dieses Argument überzeugt nicht. Auch eine Invitrofertilisation geht man nicht auf Probe ein. Kein Mensch macht eine Invitrofertilisation, um in die Konfliktsituation zu kommen - nämlich: ist der Embryo gesund oder nicht.

Wenn ich Ihr Argument richtig verstehe, dann sagen Sie, es ist ein Unterschied zur PID. Ich gehe bewußt in eine Konfliktsituation hinein: Nämlich in die Entscheidung, soll ich /muß ich selektiv handeln? So habe ich Sie verstanden. Das gilt für die Schwangerschaft nicht, weil - so Ihr Argument - doch keine Frau eine Schwangerschaft auf Probe (oder nur sehr wenige, aber das ist irrelevant) eingeht. Ich glaube, die Vergleichbarkeit der Situation ist der Beginn einer Schwangerschaft und einer Invitrofertilisation. Die Invitrofertilisation im Zusammenhang mit PID macht man nicht, um später selektieren zu müssen, so meine ich.

MIETH: Warum denn sonst?

ZACHERL: Weil sonst kein Kind zustandekommen kann. Ich kann sagen: Invitrofertilisation - ja. Die haben wir mit geringen Erfolgsraten betrieben. Die Zahlen, die Sie nennen, sind noch geringer als die 25%. Und nun kommt die Möglichkeit hinzu, im Präimplantationsstadium eine Untersuchung zu machen. Und da kann ich nicht sagen, diese Untersuchung mache ich wegen der Konfliktsituation, nämlich, wenn ich es mit der Abtreibung vergleiche. Ich weiß nicht, ob diese Argumentation wirklich trägt.
Das Zweite ist die Frage mit dem Türöffner. Das ist natürlich das berühmte Argument mit dem „slippery slope". Mit dem „slippery slope" kann ich, wenn ich will, alles erschlagen. Es stimmt, es kann ein Einfallstor sein, aber es muß nicht. Es ist eine Frage der Rahmenbedingungen.

RAGER: Ich gehe der Reihe nach auf einige der vorgebrachten Punkte ein. Es wurde gesagt, eine Zygote sei kein Mensch. Ich meine, wir müssten jetzt eine begriffslogische Diskussion führen, denn es gibt Begriffe mit unterschiedlichem Umfang. Der Begriff „Mensch" ist umfangreicher als der Begriff „Zygote", weil die Zygote als spezielle Phase der menschlichen Entwicklung beschrieben wird. Ich kann z.B. sagen: Ein Kind ist ein Mensch, oder ein Fötus ist ein Mensch, ein Embryo ist ein Mensch und ich kann sagen, eine Zygote ist ein Mensch. Damit ist jeweils ein Entwicklungsstadium eines Menschen charakterisiert. Selbst die Embryologie geht so vor: Für die ersten acht Wochen, die sogenannte Embryonal-Periode, unterscheiden wir noch 23 Entwicklungsstadien und sagen z.B.: Das „Stadium 2" ist das Stadium der Blastomeren. Und damit meinen wir nicht, dass die Blastomeren etwas anderes seien, als der Embryo. Das also zu den Begriffen.

Dann gebe ich Ihnen völlig Recht, dass mit der biologischen Definition nicht die gesamte Definition des Menschen gegeben ist. Aber meine Aufgabe war es ja gerade, mich auf den biologischen Aspekt zu konzentrieren, weil im Argument über den moralischen Status immer wieder auf den ontischen Status zurückgegriffen wird. Konkret heißt das: Mit dem ontischen Status ist der biologische gemeint. In all diesen Argumenten - ob Nervensystem oder Primitivstreifen usw. - wird immer auf einen biologischen Status Bezug genommen. Genau das habe ich als meine Aufgabe gesehen, über den biologischen Status zu sprechen, sofern er als Grundlage der Zuweisung eines moralischen Status dient. Wenn wir nun von der Kultur sprechen, so können wir hier noch einen Aspekt miteinfügen, bei dem Sie wahrscheinlich mit mir einig sein werden. Der Kultur liegen Aktivitäten des Nervensystems zugrunde. Wir werden wohl darüber übereinstimmen, dass alle unsere mentalen Akte gleichzeitig auch neuronale Akte sind. Wenn ich das so sehe, dann wird die Dringlichkeit verstärkt, die Einheit von Kultur und den biologischen Grundlagen von Kultur nicht von der Hand zu weisen, sondern dort Zusammenhänge zu suchen. Der kulturelle Zugang ist ein sehr wichtiger Zugang, das war aber nicht mein Thema. Aber vom primären Aspekt her würde ich Ihnen grundsätzlich sagen, der „kulturelle Approach“ ist ein sehr wichtiger „Approach“.

STRASSER: Wir wissen natürlich, dass es keine rein empirische Frage ist, das ist uns allen klar. Es ist keine rein empirische Frage, sondern es ist eine irgendwie normative Frage: Sollen wir sozusagen die Zygote schon so betrachten, dass wir ihr das Prädikat „Menschsein“ zuerkennen? Aber wovon soll dieses Zuerkennen seinerseits abhängig gemacht werden? Was sind die eigentlichen Kriterien? Das ist das Problem, das die Beantwortung der Frage so schwierig macht, denn es gibt theologische, ethische Kriterien, die wiederum sehr kompliziert sind - und es gibt rechtliche Kriterien. Zweifellos - ich möchte nur kurz auf die rechtliche Situation abstellen - ist es doch so, dass mit der Frage des Beginns des menschlichen Lebens - mit der Zygote, ja oder nein - im Hintergrund die Frage mitläuft, welche Rechte sollen wir der Zygote zuerkennen? Wenn wir diese Frage nicht mitlaufen lassen, dann wissen wir eigentlich nicht, was wir in diesem Bereich sagen sollen. Sollen wir „ja“ sagen, sollen wir „nein“ sagen? Wir können andere Kriterien jetzt in den Vordergrund treten lassen, theologische! Lassen wir theologische Kriterien in den Vordergrund treten, bekommen wir ein anders Problem, nämlich: Wie sollen wir die theologischen Kriterien mit Bezug auf die Rechtsordnung justieren? Das ist eine sehr schwierige Frage, da wir wissen, dass wir weder theologische noch rechtliche Kriterien 1:1 in die Rechtsordnung implantieren können. Es wäre eine Katastrophe, würden wir das tun. Die Rechtsordnung lebt gerade davon, dass sie ein ausdifferenziertes System bildet, das nicht 1:1 unsere moralischen und theologischen Kriterien abbildet. So - und all diese Fragen laufen im Hintergrund mit, da sieht man pragmatische und normative Kontexte. Ich bin schon dafür, dass man explizit sagt, was ist denn mein pragmatischer Hintergrundkontext, was will ich mit dieser Definition? Will ich etwas verbieten, will ich etwas zulassen?

Dann möchte ich zum Schluss noch etwas sagen. Ich würde das sogar in den bioethischen Diskussionen einfordern - durchaus in Übereinstimmung mit dem, was Herr Körtner gesagt hat: Die bioethischen Diskussionen sind heute keine unschuldigen ethischen Diskussionen mehr, und es sind auch keine rein abstrakt oder engagiert theologischen Diskussionen mehr, denn sie alle laufen bereits über einen rechtlichen Kontext. In Wirklichkeit geht es um rechtspolitische Justierungen. Da ist nichts mehr unschuldig in diesem Bereich, keine Definition. Und das wollte ich zum Schluss sagen: Da war ich mit Herrn Zacherl nicht ganz einverstanden, wenn er meint: Wenn man die Abtreibung zuläßt, dann wird man doch wohl nicht gegen die PID sein können, weil es aus Gründen der rechtlichen Kohärenz gar nicht möglich ist. Das ist sozusagen eine Art „Größenschluss“: Wenn das schon zugelassen ist, wieso dann nicht das wesentlich schwächere, nämlich die PID? Interessant dabei ist, dass rechtlich gesehen solche Überlegungen dadurch kompliziert werden, dass das Recht ganz unterschiedlichen und verschiedenen Zwecksetzungen dienen kann. Wir wissen, dass sehr viele Frauen, die sich vehement gegen die Rücknahme der Fristenregelung in Österreich wehren würden, zugleich vehement dagegen sind, dass man im Bereich der Gentechnik liberal verfährt, also z.B. die PID zulässt. Das findet sich häufig, gerade bei den feministisch engagierten Frauen. Warum ist das so? Klarerweise deshalb, weil man die Fristenlösung im Recht eingeführt hat, um gewisse soziale Mißstände, die ich nun nicht im Einzelnen ausführen will und die wir alle kennen, zu beseitigen. Während wir bei der PID die Chance haben, mögliche negative Folgen, die durch die Zulassung auftreten könnten, jetzt noch zu verhindern. Wenn Sie so wollen: Auf der einen Seite haben wir bei der Fristenregelung die Frage des sozialen Friedens. Hier spielt die zentrale Rolle, wen eine restriktive Regelung treffen würde, welche Frauen. Bei der PID spielen andere Fragen eine Rolle. Brauchen wir das eigentlich so sehr, dass wir mit den Risken - meinetwegen auch mit den „slippery slope“-Überlegungen - wirklich leben sollten? Jetzt können wir noch etwas dagegen tun, ist das Argument. Ob das ein richtiges Argument ist, ist eine andere Frage. Ich bin mir da gar nicht sicher - um nicht zu sagen, ich nehme eher das Gegenteil an (aber das möchte ich dann erst später, in meinen Ausführungen, darlegen). Jetzt möchte ich nur sagen, es ist ganz wichtig bei diesen bioethischen Überlegungen, dass man uns dazu immer wieder erklärt, wenn man Definitionen uns vorschlägt, auch zu sagen, was man damit eigentlich rechtlich verbunden wissen möchte - denn darum geht es in Wirklichkeit.

HONNEFELDER: Ich habe Herrn Zacherl so verstanden, dass er einer bestimmten Intuition folgt, es müsste doch in bestimmten Situationen Spielräume der Abwägung geben, und dass er für diese Intuition eine argumentative Begründung sucht. Ich glaube, dass es hier sehr wichtig ist, wie wir denn diese Intuition fassen, so dass sie mit unseren grundlegenden ethischen und rechtlichen Überzeugungen übereinstimmt. Da gibt es eben zwei Strategien, nämlich: Damit ich diese Spielräume der Abwägung, die ich intuitiv für wichtig halte, bekomme, ändere ich eben etwas in den Prinzipien, und dann stelle ich bestimmte Status-Annahmen in Frage. Oder ich kann mich fragen, welche Spielräume lassen mir denn die grundlegenden Prinzipien in ihrer Anwendung offen? Die Prinzipien sind sehr einfach zu formulieren: Das Prinzip lautet, dass wir es als eine grundlegende Annahme unserer Humanität in Recht wie in Ethik betrachten, in Verhältnissen rechtlicher und moralischer Symmetrie zu leben. Das heißt: In Verhältnissen, in denen wir uns wechselseitig anerkennen auf Grund keiner anderen Tatsache, als dass wir Menschen sind. Darauf hat auch Herr Langthaler mit Recht noch einmal hingewiesen. Das ist der Kern des Menschenrechtsgedanken und die Grundlage, die auch in den Verfassungen Deutschlands und Österreichs festgehalten ist.
Nun wissen wir alle, dass die Festlegung des Menschseins mit der Geburt mit unseren naturwissenschaftlichen Erkenntnissen nur noch um den Preis der Errötung zu vertreten ist. Platons Timaios, der das behauptet, und im Islam und Judentum fortwirkt, geht eben von einer anderen Kenntnis aus als der unseren. Wenn wir aber sagen wollen, dass die Verhältnisse der Symmetrie, in denen wir leben wollen, sich nicht auf geborene Menschen beziehen, sondern auf Wesen, die in der Lage sind, ein Leben wie das unsere zu führen - dann bin ich mit

meiner Frage nach der Reichweite dieser grundlegenden rechtlichen und moralischen Symmetrie darauf verwiesen, die Frage zu beantworten: Wer ist denn ein Wesen, das in der Lage ist, ein Leben wie das unsere zu führen, und das mit Recht den Anspruch auf Anerkennung in den Rechtsverhältnissen stellen kann? Sicher gehört dazu der ungeborene Mensch - und nun sind wir zurückverwiesen auf den Anfang, wann denn Wesen, die in der Lage sind, ein Leben wie das unsere zu führen, beginnen. Hier verweist uns dieses grundlegende praktische Urteil, das unserem Recht und unserer Moral zugrunde liegt, schon auf das Kriterium des Menschseins in diesem beschriebenen Sinne. Natürlich gibt es dabei Abgrenzungsprobleme - aber ich warne doch davor, das Resultat dadurch zu erreichen, dass ich vorne an der Schraube drehe. Ich muss schon konsequent bleiben bei den Implikationen - und das hat beispielsweise auch Jürgen Habermas neulich wieder zum Ausdruck gebracht -, die diese grundlegende Annahme rechtlich und moralisch symmetrischer Verhältnisse enthält. Aus der kann ich mich nicht davonstehlen, indem ich also die Biologie in Frage stelle, oder an den Statusbedingungen etwas zu ändern versuche. Ich muss, und das ist die Schwierigkeit, angemessen mit den empirischen Erkenntnissen umgehen.

Nun, Herr Mieth, zu rechtspolitischen Lösungen. Bei der Fertilitätstherapie kann die Frage entstehen, und zwar durchaus in medizinethischer Hinsicht: Wenn ich etwas implantiere - bin ich nicht genötigt, zur Qualitätssicherung meiner Maßnahme zu prüfen, was dort implantiert wird - vor allen Dingen, wenn es nun genetische Risiken enthält, die zu einem gesundheitlichen Risiko der Mutter werden können, also den Tatbestand erfüllen, den wir im Schwangerschaftsabbruchrecht als Legitimationsgrund für einen Abbruch betrachten? Gewiss ist das nicht der Fall von PID, aber es ist der Fall, wo wir diskutieren müssen, ob hier eine Selektion aus einem ethischen Konflikt zweier Intentionen resultiert - und wie gehen wir rechtspolitisch damit um?

Die zweite Frage: Was diskutiert wird, ist ja nicht die Einführung der PID in der Breite, sondern für eine enge Gruppe von Risikopaaren. Der Entwurf der Bundesärztekammer in Deutschland ist für diese Gruppe der Risikopaare und die Schwangerschaft auf Probe tatsächlich nicht repräsentativ. Und dann entsteht ja das Problem des Arztes, der sich einem Paar gegenübersieht, das ein solches Kind hat, das vielleicht zwei weitere will, um ein gesundes Kind zu bekommen, weil die Last eines zweiten genetisch betroffenen Kindes nicht zu tragen ist. Man will ein weiteres Kind. Der Arzt hat moralische Sicherheit, dass dieses Paar, wenn er ihm die PID verweigert, genau dazu greift, nämlich zur Schwangerschaft auf Probe. Darf er sich dann aus ärztlicher Perspektive einer Handlung verweigern, die das geringere Übel darstellt, zumal, wenn die Schwangerschaft auf Probe durch die Rechtsordnung legitimiert ist? Mit anderen Worten: Kann man tatsächlich dieses Argument auf der Basis der ethischen Voraussetzungen, die Sie getroffen haben, gebrauchen - dieses Argument, dass nicht in der PID eine ähnliche Konstellation in einer sehr kleinen Gruppe von Risikopaaren vorliegt, wie wir es beim Schwangerschaftsabbruchsrecht annehmen, zumal es ja bei der Implantation auf eine Entscheidung der Mutter ankommt? Die Mutter hat die Invitrofertilisation gewünscht oder die Eltern, die Herstellung ist erfolgt, die Diagnose liegt vor, der Akt der Implantation - das ist aber kein Automatismus, sondern ist nochmals Entscheidung der Mutter. Kann die Rechtsordnung in diesem Fall in dem Wissen um das genetische Risiko die Implantierung gewissermaßen zumuten, wenn sie gleichzeitig im Schwangerschaftskonflikt dies als eine Legitimationsgrund (rechtswidrig, aber straffrei) vorsieht? Das berührt jetzt nicht die Grundannahmen, die Sie ethisch getroffen haben, sondern deren Umsetzung ins Recht. Es ist immer gut mit Blick auf Prinzipien, möglichst konkret die Frage zu stellen - und das ist auch die Diskussion, die beispielsweise bei der Bundesärztekammer und in anderen Zusammenhängen geführt worden ist.

RAGER: Ich möchte Herrn Strasser sagen, dass ich dann, wenn ich rechtspolitisch argumentiere, normalerweise meine moralische Unschuld nicht verliere. Man wird immer in eine rechtspolitische Diskussion einsteigen mit moralischen Überzeugungen.

STRASSER: Wenn ich kurz sagen darf, was ich gemeint habe: Es gibt doch etliche Diskussionen, die man führen kann, aber sie haben keine Konsequenzen. Man kann der Meinung sein, dass Abtreibung ethisch nicht in Ordnung ist, und trotzdem für ein Gesetz sein, das sie erlaubt. Ich wollte nur darauf hinweisen, dass wir diese Differenzierung nicht vergessen sollten.

RAGER: Diese Differenzierung vergesse ich nicht. Wenn jedoch eine Abtreibungsgesetzgebung existiert, die sich mit der Umsetzung moralischer Auffassungen, die ich für richtig halte, nicht verträgt, dann werde ich diese rechtliche Situation hinnehmen müssen, weil ich in einem Staat lebe, dessen Grundvoraussetzung ich hinnehme. Dieses Hinnehmen bedeutet aber keineswegs Zustimmung. Das muss man immer wieder klar sehen: Aus der Tatsache, dass man mit einem Recht lebt, folgt nicht, dass man dieses Recht nicht kritisieren darf. Wenn sich aus der Gesetzgebung zum Schwangerschaftsabbruch in Deutschland ergeben sollte, dass das Recht eingeklagt werden kann, dann, meine ich, zeigt das einen bleibenden kritischen Punkt und zeigt meiner Ansicht nach auch auf, dass es so etwas wie eine Befriedung durch Recht kaum gibt. Aber das ändert natürlich nichts daran, dass die dazu Berechtigten, unsere Vertreter in den Parlamenten, Gesetze machen können, die mit der moralischen Auffassung einzelner Bürger oder einzelner Bürgergruppen nicht 1:1 übereinstimmen. Das ist die Folge der Pluralität. Ich meine aber, und das ist meine Bemerkung zu Ihnen, Herr Strasser, dass wir nicht darüber nachdenken sollten, dass sich Moral und Recht nicht 1:1 umsetzen lassen, sondern wir sollten uns fragen - und da bin ich

auf der Seite der Überlegungen von Herrn Honnefelder - wo wir darauf bestehen müssen, dass es ein 1:1 gibt. Hierzu gehören auf jeden Fall die Menschenwürde- und Menschenrechtsbedingungen.
Jetzt möchte ich auf die Fragen von Herrn Honnefelder eingehen. Nach meiner Ansicht sind es zwei verschiedene Problemkreise, die Sie hier vorstellen. Der eine im Rahmen der Fertilitätstherapie - also wenn eine Frau sich aus Unfruchtbarkeitsgründen der Invitrofertilisation unterzogen hat und es bestünde die Möglichkeit, etwa durch Morphologie festzustellen, dass ein Embryo möglicherweise nicht überleben wird im Mutterleib, und es dann zu einer Abtreibung kommen wird - was durchaus gelegentlich der Fall ist, oder eben zu einer Fehlgeburt. Ich denke, dass es auch heute - ich bin kein medizinischer Ethiker, ich kenne mich in den Einzelfällen nicht so aus - dieses morphologische Verwerfen in der Praxis schon gibt. Vereinfacht gesagt, das ist kein Embryo, der sieht zu schräg aus.

HONNEFELDER: Es könnte ja auch ein Paar sein, das zugleich unfruchtbar ist und mit einem hohen genetischen Risiko belastet ist - so dass man weiß, mit 25% wird das Kind die Belastung haben. Die Belastung ist dann von der Art, dass sie im Fall der Schwangerschaft als legitimer Grund gelten würde.

MIETH: Ich denke, das ist nicht der Fall, da sind wir zu kasuistisch, und so ins Einzelne will ich nicht gehen. Aber ich denke schon, dass wir eine Gruppe haben, in der wir in der Ethikabteilung des Gesundheitsministeriums die Auffassung vertreten haben, dass bei Vorliegen bestimmter genetischer Befunde es nicht zu einem Vollzug der Schwangerschaft, oder auch nicht zum Vollzug der Geburt, kommt - dass es diese genetische Verhinderung des Fertilitätserfolgs gibt. Ich kann das nicht beurteilen. Sofern man aber dieses feststellen kann, stellt sich natürlich die Frage, ob man das den betroffenen Frauen verweigern kann. Und wenn denn eine solche Technik dann stattgefunden hat, ob man Frauen denn damit belasten kann, dass man sagt: Und trotzdem muss jetzt eingepflanzt werden. Also wenn so ein Befund da wäre, in diesen beiden Fällen würde ich sagen: Nein, das kann man nicht. Da geht es nämlich wirklich um die Frage einer Verweigerung.

Aber zum anderen Fall, den Sie genannt haben - die Forschung ist noch nicht soweit, also wir haben diesen Fall noch nicht. Aber wenn wir diesen Fall hätten - wir müssen ihn prospektiv diskutieren und ich halte es für richtig, ihn jetzt zu diskutieren. Ich bin nämlich durchaus nicht der Meinung von Herrn Zacherl, dass wir im Nachhinein diskutieren. Die meisten Sachen, um die es geht, von der PID abgesehen, befinden sich auch noch in einem Stadium des „Vorhinein“. Also wenn wir beispielsweise über die Frage der Optimierung im Sinne des „enhancement“ und Keimbahnzellentherapie etc. diskutieren, das alles macht ein Nachdenken im Vorhinein - bevor das Faktum da ist - notwendig, und ich denke auch, dass wir in vielen der Fälle, die jetzt möglich sind, schon vorher ethisch darüber nachgedacht haben. Aber gut. Noch mal zurück zum anderen Fall, den Fall der Risikopaare. Da ist es meiner Ansicht nach nicht so, dass ich oder der Arzt etwas verweigert, sondern da ist es so, dass sich die Frage stellt, soll die Gesellschaft etwas einführen, nämlich die PID, zugunsten dieser Paare? Mit anderen Worten: Besteht hier eine Solidaritätspflicht? Das ist für mich die grundsätzliche Frage angesichts eines Anspruchsrechts, nämlich ein gesundes Kind zu bekommen. Eine Solidaritätspflicht besteht meiner Ansicht nach nur bei Gewährleistungs- und Abwehrrechten - z.B. kann ich keine Frau dazu zwingen, sich einen Embryo einpflanzen zu lassen. Da muss ich das Abwehrrecht respektieren. Aber das Anspruchsrecht durch eine Solidaritätsleistung, nämlich durch die Einführung der Implantationsdiagnostik zu erfüllen, dazu sehe ich die gesellschaftliche Solidaritätspflicht nicht. Ich denke, die Frage nach der gesellschaftlichen Solidaritätspflicht wird umgangen, wenn man nach dem Szenario

Patientin-Arzt vorgeht. So haben Sie es gemacht - und der Arzt steht dann vor der Wahl: Schwangerschaft auf Probe oder PID. Das ist genau die Engführung der Bundesärztekammer, die ich nicht teile, da ich der Meinung bin, diese sozialethischen Fragen lassen sich nicht durch einen verengten medizinethischen Blickwinkel lösen. Sondern sie müssen erweitert werden, ob wir, rechtsethisch gesehen, eine Solidaritätspflicht haben gegenüber einem solchen Anspruchsrecht - und das kann ich nicht sehen. Jedenfalls nicht von den Voraussetzungen her, die wir teilen.

HONNEFELDER: Aber, Herr Mieth, Sie haben selber gesagt, es sei ja auch möglich nach Belgien zu fahren und es anderswo zu machen. Da treffen Sie doch auch eine Art Urteil, dass Sie dies nicht verweigern wollen oder dass Sie an unserer Rechtsordnung deshalb daran festhalten können, weil es in dem individuellen Ausnahmefall, den ich da konstruiert habe, einen Weg gibt. Dann müsste auch dieser Weg als illegitim angesehen werden. Außerdem ist es so: Das Argument hinsichtlich der Gesellschaft ist sicher wichtig und in Ehren zu halten, aber ich möchte tatsächlich nicht in der Haut des Arztes stecken, der sich selbst mit moralischer Sicherheit sagen muss, die werden das machen. Und umgekehrt haben die Leute ja Recht, wenn sie mir sagen: Du kannst es doch. d.h., du hast das Mittel zu dem geringeren Übel in der Hand - und umgekehrt, der Arzt weiß, wenn ich das nicht gewähre, wird die Alternative so und so aussehen. Da hilft mir der Rekurs auf die Folgen für die Rechtsordnung und die berechtigten Überlegungen zur Rechtsordnung - das ist eine Seite. Aber genau das Andere ist schon Realität. Ja, davon sind ursprünglich die Dinge ausgegangen. Der Entwurf der Bundesärztekammer ist von der Fallkonstellation ausgegangen: Was soll ein Mitglied der Kammer tun, wenn diese Situation jetzt bereits existiert, wo es rechtlich ungeklärt ist, ob man die PID nach Embryonenschutzgesetz ausführen darf oder nicht? Was sollen wir einem Mitglied der

Kammer empfehlen, wenn es in dieser Situation vor dieser Entscheidung steht? Das ist keine fiktive Frage. Und wir haben ja auch die Fälle, wo inzwischen Ärzte sagen: Bitte gehen Sie nach Belgien, weil sie das für eine vertretbare Lösung halten.

MIETH: Ich bin überrascht

HONNEFELDER: Ich habe nur den advocatus diaboli gespielt, um das etwas zuzuspitzen.

KOTRSCHAL: Ich glaube, ich spiele den advocatus diaboli gleich weiter. Ich habe gestern darauf hingewiesen, dass es natürlich keine Trennung zwischen Natur und Kultur gibt, und dass unser Bedürfnis nach Kultur und unser Bedürfnis, Ethik zu reflektieren und moralisch zu handeln, eine eminent evolutionäre Basis hat. Das gilt natürlich für das Grundbedürfnis und nicht für die Inhalte, die natürlich in diesem Feedback zwischen biologischer Basis und, sozusagen, „kulturellem Überbau" doch entstehen. Warum sage ich das jetzt? Ich habe mir überlegt, dass wir mit dieser abgeleiteten, weit entwickelten Position, dass „Menschsein" gleich verbunden ist mit einem absoluten Schutzrecht - d.h. Mensch sei auch schon die Zygote und sei daher auch schutzwürdig, weil Schutzwürdigkeit für alle Menschen auf der ganzen Welt gilt. Das ist doch über die menschliche Geschichte und über die Kultur hinweg gesehen eine Minderheitenposition. D.h., die Verbindung zwischen „ontischem" und „moralischem Status", die hier gesucht wurde, ist die Ideologie. Völlig klar! Diese Schutzwürdigkeit, die ich natürlich vollkommen unterschreibe, ist durchaus kein menschliches Schicksal oder wurde uns auch nicht durch die Evolution in die Wiege gelegt. Das Grundmuster menschlicher Kriege und menschlicher Gesellschaften über lange evolutionäre Zeiträume war eine relativ kleine Gruppe von Männern, die versucht haben, die Männer der Nachbargruppe abzuschlachten, und die Frauen mitzunehmen, um das mal plakativ zu verkürzen. Die Grundmuster menschlichen Zusammenlebens waren über lange evolutionäre Zeiträume die des Genozids. Erst viel später und durch religiösen Einfluss, also durch ideologischen Einfluss, kam man dann darauf, dass nicht nur die Mitglieder der eigenen Gruppe Menschen sind, sondern dass das auch die Mitglieder der Nachbargruppe sind. Und heute wissen wir und sind uns ganz sicher, dass alle Menschen auf der ganzen Welt Menschen sind und daher steht ihnen die Schutzwürdigkeit zu. Aber es ist immer noch ein Minderheitenstandpunkt innerhalb des Kulturenkonzerts. Und mit diesem Hintergrund muss man natürlich klar zugeben, dass sozusagen die absolute Schutzwürdigkeit des Menschseins ideologischer Inhalt ist. Daher, so perfekt und vollständig die Darstellung von Herrn Rager war, die ich sehr bewundert habe, stimme ich insofern nicht ganz zu, denn eine Zygote ist eine Zygote und kein Mensch. Eine Zygote hat das Potential, ein phänotypisch ausdifferenzierter Mensch zu werden, aber es ist noch keiner. Das heißt: Aus der Biologie lässt sich hier kein Schluss ableiten, ab wann man nicht mehr darf und bis wann man schon noch darf. Es ist eine Frage der persönlichen Einstellung und der Ideologie und ich glaube, das sollte man anerkennen.

VIRT: Ich bin Moraltheologe und in der Medizinethik tätig. Ich möchte noch mal auf die PID-Debatte zurückkommen. Wir haben immer wieder in der Diskussion - Herr Strasser hat es hereingebracht, ohne es mit diesen Worten zu sagen - Erkenntnisse und Interessen. Alle Erkenntnisse und Einsichten in diesem vielschichtigen Prozess der Wahrheitssuche sind immer auch von Interessen geleitet und diese Interessen hat Herr Mieth schon angesprochen in der „Türöffner-Funktion“ der PID. Wir dürfen die Dinge ethisch nicht nur in der „Vier-Augen-Situation“ sehen - wie kann ich meine Interessen, wie kann ich meine

Ansprüche durchsetzen - ich habe gestern Descartes zitiert. Man kann eines Tages alles erfüllen - sondern man muß auch immer die sozialethische Dimension und Verantwortung berücksichtigen. Die Frage stellt sich hier mit der „Türöffner-Funktion" wahrscheinlich noch weiter. Es ist nicht ein „slippery- slope"-Argument, sondern das alles haben wir bei einem EU-Projekt bereits gehört, dass Mr. Edwards (der Hersteller des ersten Retortenbabys) uns klipp und klar gesagt hat, es ist ihm von Anfang an nicht darum gegangen, Eltern eigene Kinder zu ermöglichen, sondern es war von Anfang an sein Interesse, das genetische Design der Kinder zu bestimmen. Damit verändert sich nun auch völlig die Intention der Gesetzgebung in Deutschland und Österreich, dass man Invitrofertilisation eben zur Erfüllung eines Kinderwunsches zugelassen und eingeführt hat. Hier werden zunehmend Menschen, die diesen Weg auch suchen, in Ansage von Mr. Edwards (man kann das alles in „Nature" nachlesen, in den Achtziger-Jahren - das ist also kein „slippery-slope"-Argument), dass die Invitrofertilisation eines Tages der Zugang wird, um das genetische Design erst mal durch negative Selektion, aber dann auch durch positive Auswahl zu bestimmen. Nun, ich glaube, wir müssen noch einen Schritt weiter gehen, dass Medizin nicht nach biologischen Selektionsmaßstäben töten, sondern dass Medizin ja heilen will. Das ist nun meine (naturwissenschaftliche) Frage an Herrn Rager: Ich kann mir nicht gut vorstellen, wenn man in diesem frühen Stadium beginnt, Therapieversuche zu machen - ich sage es sehr direkt und drastisch - dass dies nicht zur Keimbahn-Bastelei wird. Weil alles, was in diesem frühen Stadium unternommen wird, an künftige Generation irreversibel weitervererbt wird. Da bitte ich Sie dann um eine Antwort. Ich glaube, das alles ist Aufgabe auch des ethischen Diskurses, dass der Ethiker die Gesellschaft rechtzeitig auf diese Dinge aufmerksam macht.

Für die „Vier-Augen-Situation" Arzt-Patientin: Ja, wenn man wirklich engere, restriktivere Bedingungen anlegen will, wie etwa die deutsche Bundesärztekammer, dann wären das in Österreich vermutlich nicht einmal zehn Paare. Die Frage ist, ob es notwendig ist, für eine Methode, für die es Alternativen gibt, für zehn Paare ein so enormes - auch rechtspolitisches und sozialethisches - Risiko einzugehen. Denn es gibt Alternativen. Ich frage mich auch immer, mit welcher Absolutheit - ich möchte fast sagen: dogmatischer Absolutheit - man diese alternativen Möglichkeiten von vorneherein ausschließen will. Zum Beispiel die Möglichkeit einer pränatalen Adoption, und zwar unter allen Aspekten - das Institut der Adoption hat ja viele Aspekte, auf die man jetzt nicht im Detail eingehen kann unter Berücksichtigung der Vielzahl dieser Aspekte - warum man das so absolut als eine Möglichkeit ausschließen will. Wenn man diese restriktiven Möglichkeiten, wie sie etwa die deutsche Bundesärztekammer vorschlägt, aber nicht einsetzt und es dann nicht einmal zehn Paare in Österreich sein werden - dann ist doch wiederum die Frage, welche Interessen sind hier da, um die Türe mal einen Spalt zu öffnen, und dann weiter zu öffnen, wenn man dann weiter gehen will, wie wir das in der Vergangenheit so oft erlebt haben. Ich möchte da einmal abschließen. Danke!

RAGER: Wenn es gelingt, genetische Aberrationen in den ganz frühen Stadien der Embryonalentwicklung zu korrigieren, durch Einschleusen „gesunder Gene", dann ist es klar, dass diese Korrektur auch in die Keimbahn übergeht. Mir scheint ein Eingriff in die Keimbahn - zum jetzigen Zeitpunkt zumindest - unverantwortlich, weil dieser Eingriff in die Keimbahn eine Folge von Ereignissen nach sich zieht, die wir gar nicht überschauen können. Damit wird auch das Schicksal vieler anderer Menschen mitbeeinflusst.

ZACHERL: Ich möchte zur Keimbahn-Diskussion kommen. Was steckt hinter dieser Keimbahntherapie? Natürlich die Frage nach dem „Können wir das auch?" und „Was tun wir damit?", das sind ja die Sicherheitsargumente und das ist ja auch von der europäischen Beratergruppe wirklich des Langen und Breiten exerziert worden. Aber sollten wir mal wissen, wie das geht, und da denken wir nun wirklich mal ethisch voraus - was ist das Schreckliche an der Keimbahntherapie, frage ich mich insgesamt? Sie, Herr Strasser, haben gemeint, so homogen muss die Rechtsordnung nicht sein, denn sie macht gewisse Regelungen immer aus bestimmten Gründen. Abtreibung, PID: Ja. Aber dennoch muss sich eine Rechtsordnung dem Erfordernis einer Wertungseinheit stellen. Wenn ich z.B. an die Diskussion in Deutschland denke, wo gerade in Zusammenhang mit PID die Debatten um die Abtreibung sehr scharf laufen. Da gibt es einen Ministerpräsidenten, der kommt dann auf die Idee und sagt: Die Abtreibung kann man ja ruhig freigeben, denn im Unterschied zur Abtreibung ist der Fötus im Mutterleib viel geschützter, daher muss ich nicht so starke Vorsorge treffen, wie im Falle der Invitrofertilisation, wo der Embryo sozusagen ungeschützt auf der Petrischale liegt. Das sind für mich wirklich Hilfskonstruktionen. Das wäre höchstens ein Argument, dass ich sage, Reimplantation ja, aber der Schutz, der dort fehlt, den muss ich nachholen. Aber würde man entscheiden, Reimplantation überhaupt nein, also dann würde ich einen Wertungsunterschied - selbst wenn dieses unterschiedliche Schutzsystem akzeptiert wird - sehen.

Zur Frage von Herrn Honnefelder - und das hat auch viel damit zu tun, was Herr Strasser gesagt hat: Sie haben völlig recht, so wie Sie mich interpretieren, nämlich aus einer gewissen Intuition - da gebe ich Ihnen jetzt nicht mehr Recht - fange ich an, Anschauungen zu drehen. Das ist nicht mein Problem. Aber mein Problem ist diese Intuition, da gebe ich Ihnen Recht. Nämlich von Anfang an war für mich die Frage, als die Stammzellenproblematik auf mich zugekommen ist: Ist es ethisch zulässig, wenn Stammzellenforschung Chancen hat, von vornherein zu sagen, diese Chancen schließe ich aus? Nun sagen Sie, eines der Grundprinzipien unserer Ethik ist die Symmetrie. Ja, aber das ist noch nicht die Antwort. Symmetrie zwischen wem? Symmetrie zwischen einer Zygote und einem geborenen Menschen? - das ist meines Erachtens die Frage! Ist es ethisch gerechtfertigt, hier ohne Ausnahme von einer Symmetrie auszugehen? Das ist, glaube ich, das Grundproblem, das wir haben, das versteckt sich dahinter: Ist eine Zygote ein Mensch oder was immer? Ich finde, wir machen es uns zu einfach, wenn wir sagen: Wir definieren biologische Kriterien und die Geschichte ist fertig. Die Angelegenheit ist schwieriger. Noch einmal: Ich deklariere gerne, es ist eine Problemstellung für mich, nämlich: Darf ich ethisch etwas ausschließen, was etwas Gutes sein könnte?

HONNEFELDER: Ich glaube, nun lässt sich das Problem genau benennen: Löse ich das Problem der Abwägungsräume dadurch, dass ich die Symmetrie beschränke und Zygoten aus der Symmetrie herausnehme? Das ist eine ganz klare moralische und rechtliche Entscheidung. Das ist wie in der Evolution: Sollen sie Stammesangehörige sein oder nicht? Und da setze ich meine Interessen gegen diese Gruppe durch. Die andere Frage wäre: Wenn sie auch zur Symmetrie gehören, gibt es dann eine Möglichkeit der Abwägung, die die Symmetrie nicht verletzt, aber dem Umstand Rechnung trägt, dass es Embryonen gibt, die ein verlöschendes Leben haben, weil es keine Alternative gibt? Das ist eine völlig andere Lösung und Fragestellung. Wogegen ich mich wende, ist dies, dass wir das Problem diskutieren durch Symmetriebeschränkung, und das halte ich schon rechtspolitisch und ethisch für überaus bedenklich. Die andere Frage ist, ob wir unter Symmetriebedingungen Abwägungsspielräume haben - so genau stellt sich die Frage.

ZACHERL: Da stimme ich Ihnen völlig zu. Aber ich glaube nicht, dass wir der Frage ausweichen können, inwieweit oder wo besteht Symmetrie. Dann kommt die zweite Frage: Was kann ich selbst bei Symmetrie noch tun?

HONNEFELDER: Es ist eine moralische und rechtliche Grundentscheidung. Ja, aber in diese Frage gehen schon empirische Prämissen ein. Sie kämen nie auf die Idee, Spermien und unbefruchtete Eizellen einzubeziehen.

MIETH: Herr Honnefelder hat behauptet, die Frage nach der PID sei in Deutschland unklar. Dem widerspreche ich mit größter Entschiedenheit. Es ist rechtlich klar, dass die PID wegen des Einpflanzungsverbotes des deutschen Embryonenschutzgesetzes auf jeden Fall rechtlich nicht erlaubt ist. Und zu dieser Überzeugung ist man auch politisch gekommen, sonst würde man den ganzen Aufwand nicht betreiben und davon hängen natürlich einige Argumente ab.

HONNEFELDER: Dem stimme ich zu. Ich habe das nur als Voraussetzung der Bundesärztekammer erwähnt.

MIETH: Ja gut, dann muss man das klären. Das Zweite, das ich sagen möchte, ist: Ich habe das Tourismus-Argument so nicht eingebracht. Ich habe nicht gesagt, es gehe um die ethische Erlaubtheit oder Nichterlaubtheit von Tourismus, sondern ich habe nur gesagt, wer rechtspolitisch mit der Friedenswahrung argumentiert, der muss den rechtspolitischen Raum weiter ziehen und sagen, wo ist denn der Druck, wenn es eben diese Möglichkeiten gibt? Ich habe nur de facto über die rechtspolitische Diskussion spekuliert. Das ist überhaupt keine Frage, ob man einem anraten soll, dass jemand nach Brüssel geht.
Dann möchte ich noch kurz etwas zu Herrn Zacherl sagen. Ich bin der Meinung, dass das bestehende Recht voller Wertungswidersprüche ist. Diese werden gerade beim §218 (Abtreibungsparagraph in Deutschland) in den Prozessen deutlich, worin sich zeigt, dass viele Wertungen nicht geklärt sind. Auch die Frage der medizinischen Indikation stellt in sich - von ihren Voraussetzungen her gesehen - einen Wertungswiderspruch dar, weil die medizinische Indikation

per definitionem in dem konkreten Kompromiss, den man gefunden hat, keineswegs eine genetische Indikation abdeckt. Das heißt: Hier von einem Regelwerk zu sprechen, das in sich - in seinen Wertungen - logisch sei, darüber kann man eigentlich nur erstaunt sein.

ZACHERL: Jetzt muss ich aber Herrn Mieth zitieren: Ich darf nicht aus einem Missstand ein Argument herziehen. Nämlich Ihr Argument: Ich kann nicht mit einer schlechten Regelung eine noch schlechtere begründen. Genau das tun Sie aber selbst. Denn natürlich gibt es Wertungswidersprüche, aber die Anforderung an eine Rechtsordnung ist eindeutig Widerspruchsfreiheit. Und da kann ich nicht sagen: „Führen wir ruhig noch einen Wertungswiderspruch ein". Das, glaube ich, geht nicht.

MIETH: Ich führe den Widerspruch nicht ein. Ich sage, er ist schon drin.

ZACHERL: Gut, dann wollen wir ihn beheben. Aber ich glaube, mit dem „wrongful life", vielleicht ist da ein Unterschied zwischen der deutschen und der österreichischen Situation. Ein behindert Geborener hat nicht einmal nach unserem Obersten Gerichtshof Anspruch auf Schadensersatz. Dass bei „wrongful life" jemand selbst entschädigt wird, gibt es nicht. Schadensersatz bekommt immer nur die Mutter, weil sie höhere Aufwendungen hat.
Das Argument mit dem Rechtsfrieden - vielleicht ist das auch ein Mißverständnis zwischen Ihnen und Herrn Körtner - ja, aber ethischer Friede muß nicht sein, sonst hätten wir auch keinen Fortschritt in der Rechtsordnung. Es ist gerade die Aufgabe der ethischen Diskussion, keinen Frieden zu geben, um die Rechtsordnung zu entwickeln.

SEIDLER: Ich genieße diese Diskussion mit ihren überaus fundierten Formulierungen. Für mich ist das wirklich spannend. Das, was ich gestern erbeten habe, das interdisziplinäre Gespräch auch mit der Sprache zu beleben, ist großartig. So sehr alle auf ihren Gebieten wirklich grandiose Leistungen vollbringen - ein bißchen möchte ich schon bitten, mit biologischem Fachwissen weniger selbstverständlich und ein wenig vorsichtiger umzugehen.

Ich beginne zunächst mit Johannes Huber. Natürlich ist es nicht so, dass „alles" nur Verpackung ist - abgesehen davon, dass Menschenaffen 48 und nicht 46 Chromosomen haben. Vieles ist ganz einfach unterschiedlich reguliert (bei Inversionen etwa oder anderen Mutationen werden bestimmte Gene ganz einfach still gelegt oder anders reguliert). Es ist auch nicht so, dass ein Primatenhirn, würde man es „aufblasen", dann zu einem menschlichen Gehirn würde. Da wäre ich dann bei Ihnen, Herr Rager. Man kann nicht sagen, dass es bei Schimpansen Gehirnregionen - Sie haben die Sprachzentren angesprochen - absolut nicht gibt, die beim Menschen vorhanden sind. So gibt es etwa das gut ausgeprägte Broca'sche Sprachareal in der Großhirnrinde des Menschen, aber auch eine Art „prae-Broca-Region", die bei Affen die Gebärdensprache mitsteuert - das ist auch beim Menschen so, wenngleich auch die Broca-Region nun mehr Funktionen erreicht hat.

Gebärdensprache kann evolutionsbiologisch durchaus als Vorläufer der Wortsprache angesehen werden. Die Lautsprache hat eben mit der Körpersprache begonnen. Es ist dies kein absoluter qualitativer Unterschied, sondern ein evolutionär quantitativer mit zusätzlichen Qualitätsgewinnen, die für die biologische Menschwerdung unerlässlich war. Wenn Sie die Schmerzempfindungen erwähnen und sagen, dass wir dafür Verbindungen zwischen dem Thalamus und dem „Gyrus postcentralis" der Großhirnrinde brauchen, dann stimmt das so nicht. Den „Gyrus postcentralis" brauchen wir, um den Schmerz zu differenzieren und zu lokalisieren. Dumpfe, nicht lokalisierbare Schmerzempfindungen

sind aber bereits auf der Ebene des Thalamus, in stammesgeschichtlich alten Hirnteilen also, spürbar, wie das bei manchen Hirnverletzungen (appallisches Syndrom) nachweisbar ist.
Ich würde auch bitten, eine Spur vorsichtiger zu sein, wenn es darum geht, den Menschen über ausgewählte Kriterien wie „Vernunft" und „Gewissen" zu definieren. Die vergleichenden Verhaltenswissenschaften belegen, dass dieses einfache Kategorisieren so nicht korrekt ist. „Vernunft" und „Gewissen" - zumindest im alltagssprachlichen Sinn - finden wir auch bei den Tieren, zumindest in Ansätzen. Ich meine, wir müßten das interdisziplinäre Gespräch vertiefen, um Mißverständnisse zu vermeiden.

RAGER: Ich möchte nur eine Korrektur einbringen und auf weitere Dinge nicht eingehen. Schmerzempfindung verstehe ich so, und so ist das auch von den Leuten gemeint, die dieses Argument immer vorbringen: Eine bewusste Schmerzempfindung und nicht einfach eine Reaktion auf einen Schmerzreiz. Für die bewusste Schmerzempfindung ist der Kortex notwendig.

SEIDLER: Diese dumpfen, nicht lokalisierbaren Schmerzenempfindungen gibt es bereits auf der Ebene des Thalamus. Sie sind dumpf, diffus, nicht lokalisierbar. Zur Lokalisierbarkeit und zur Qualität der Empfindung: Dazu brauche ich den Kortex.

RAGER: Wie kann man das empirisch feststellen? Doch nur an Wesen, die einen Kortex haben.

MIETH: Es gibt keinen Organismus, der nicht ansatzweise Kortex hat, nebenbei bemerkt.

SEIDLER: Man kann das elektrophysiologisch und neurophysiologisch sehr wohl aufzeigen. Die ganz große Frage: Haben Fische Schmerzen oder nicht? Da muß man sehr vorsichtig sein.

STRASSER: Das geht jetzt zu weit, das ist schon „philosophy of mind". Nicht die physiologische Reaktion, sondern das Schmerzempfinden. Ob dies da ist, da sind Sie der Experte schlechthin. Wer stellt das fest?

SEIDLER: Ich kann nur lesen.

SCHLÖGEL: Ich wollte noch einmal auf einen Punkt zurückkommen, der ganz am Anfang von Herrn Körtner angesprochen war, wo er auf die unterschiedlichen Auffassungen innerhalb der evangelischen Kirche hingewiesen hat, vor allen Dingen zwischen Theologen und der Kirchenleitung. Ich würde die Polemik „katholisch und so" einmal weglassen und gehe auf die Sachargumente. Welche Sachargumente werden denn von evangelischen Theologen oder Ethikern gegen die Auffassung ihrer Kirchenleitung vorgetragen? Da ist ein Argument, dass - das wird dann auch gegen die katholische Kirche gesagt - der Lebensschutz auch in den sonstigen kirchlichen Äußerungen nicht ungeteilt vorhanden ist, sondern dass es immer Ausnahmen gegeben hat. Man muß aber klar sagen, dass dieses Argument nicht sticht, denn die Ausnahmen bezogen sich nie auf die Frage des unschuldigen Lebens so wie beim Embryo, sondern immer darauf, wenn Leben gegen Leben als ein Angreifer da ist. Das ist die gesamte Tradition, die da vorhanden ist.
Ein zweites Argument, das gebracht wird: Die zum Teil gestern schon diskutierte aristotelische Auffassung der „Sukzessivbeseelung". Sie haben es nun auch indirekt angesprochen im Hinblick auf die andere Entwicklung des Judentums. Zu diesem Argument muß man nur sagen, dass das natürlich unter ande-

ren embryologischen Voraussetzungen geschehen ist; dass die Ethik - und auch die theologische Ethik - immer wieder an naturwissenschaftliche Erkenntnisse anknüpft. Dass das nicht unkompliziert ist, zeigt ja gerade die Diskussion. Hier sind Argumente da und ich denke, dass um diese Argumente weiter gestritten werden muß. Aber man sollte nicht Argumente bringen, die sich aus der bisherigen Diskussion als falsch erwiesen haben - wie ich den Eindruck habe, dass diese in der evangelischen Ethik zu diesem Punkt angeführt werden.

KÖRTNER: Ich kann aus Zeitgründen da nicht näher darauf eingehen. Ich kann nur sagen: So, wie Sie das anführen, ist das eine krasse Verkürzung. Es ist m.E. kein Zufall, wenn hier schon von der Ärztekammer die Rede war. Es sind evangelische Theologen, die sowohl in der Frage der Stammzellentherapie und des Importes als auch in der Frage in Richtung Bundesärztekammer und zur PID sowie zur ethischen Befürwortung der Stammzellen und der Forschung dezidiert andere Positionen einnehmen.

Was die Kirchenleitung betrifft, so möchte ich das nochmals deutlich sagen. Es ist keine unangebrachte Polemik. Noch einmal das Beispiel Österreich: Der Bischofskonferenz fällt außer fünf Strafrechtsforderungen nichts Besseres ein - damit haben wir uns auseinanderzusetzen, und damit wird man wahrscheinlich Schiffbruch erleiden. Und dann muß man auch fragen, was dann? Verstehen Sie, ich bin in der Politikberatung tätig und das ist einfach die Situation, mit der ich mich auseinanderzusetzen habe: Die Debatten, die wir über das europäische Programm zur Stammzellenforschung haben, die Einflußnahme der österreichischen Bischofskonferenz und wie man darauf politisch zu reagieren hat.

Warum da nun in der katholische Theologie eine so große Homogenität ist? Ich stelle es nur fest - es gibt da eine erstaunliche Homogenität mit der Kirchenleitung. Das war vorhin auch mein Punkt mit dem Lehramt. Ich habe natürlich noch nie einen gehört, der sich an das Lehramt in dem Sinne hält - nur: Ich stelle immer fest, wir haben keinen großen Diskussionsspielraum und das ist offensichtlich in der evangelischen Theologie anders.

WETZ: Ich möchte nochmals auf ein Problem aufmerksam machen, das über allem zu schweben scheint und nicht so richtig ausgesprochen wird. Anknüpfend an die Ausführungen von Herrn Rager: Ihren Ausführungen konnte ich nun, im Unterschied zu den Naturwissenschaftern, sehr gut folgen. Sie sagen, die Zygote ist ein Mensch unter der Bedingung, unter der Sie es formuliert haben. Ich würde dem hinzufügen: Ja und - was ist damit schon gesagt? Die eigentliche Frage ist damit noch nicht gestellt. Die wäre doch: Ist dieses Wesen, das wir nun Mensch nennen, wirklich schutzwürdig und woran machen wir das fest? Und da ist doch erst die Frage zu klären, was wir unter „Mensch" in einem weiteren, umfassenderen Sinne nun verstehen wollen? Da können die einen sagen, er ist für mich ein Geschöpf Gottes, daraus leite ich es ab. Ein anderer sagt, es ist „Wille zur Macht", ein dritter sagt, „Hirte des Seins" und wieder einer sagt: das „Ensemble der gesellschaftlichen Verhältnisse". Das heißt: Es gibt dann verschiedene Menschenbilder, die in der Philosophie-Tradition und in der Gesellschaft vorhanden sind, sodass wir von dort wieder zur nächsten Frage geführt werden, nämlich: Gibt es in unserem liberalen, demokratischen Verfassungsstaat die Möglichkeit, ein Menschenbild zu entwickeln, das wertbesetzt ist, so dass wir daraus die Schutzwürdigkeit ableiten können, aber so allgemein bleibt, dass es eben die unterschiedlichsten Kulturen, die pluralistischsten Sichtweisen bezüglich des Menschen berücksichtigt?
Habermas hat es versucht, durch seine Leitvokabeln des „Nachmetaphysischen", der „weltanschaulichen Neutralität" - das sind Begriffe, die er in seinen Texten verwendet. Ich werde das hier nicht weiter ausführen. Man kann dafürhalten - es sind alle seine restriktiven Lösungen mit seinem Ansatz überhaupt nicht zu begründen. Ich würde sagen, er hat es versucht, ist aber gescheitert.

Vieles, was er im Grunde vorgibt, geleistet zu haben, hat er gar nicht geleistet - und wenn, dann auch nur auf ganz begrenztem Feld. Nicht zufällig wählt er in seinen Ausführungen die Eugenik, und geht auf die Stammzellenforschung - Dinge, die eigentlich drängen - gar nicht ein. Denn da wird es wirklich sehr problematisch mit der Symmetrie. Nur, soll ich denn da in der Stammzellenforschung den Embryo, der möglicher Stammzellengeber ist, als einen möglichen Gesprächspartner ins Spiel bringen, als ein Du, als einen potentiellen Gesprächspartner? Das macht im Grunde keinen Sinn, weil er wird nie einer werden und so macht es keinen Sinn, ihn als solchen zu berücksichtigen. Da sind natürlich riesige Probleme in Habermas' Ansatz eingeschlossen - einem Versuch, „nachmetaphysisch" für einen liberalen Verfassungsstaat ein Menschenbild zu entwickeln, aus dem restriktive Lösungen ableitbar sind. Und die Frage, ob es so was geben kann, ist bisher auf unserer Tagung noch kaum behandelt worden. Sie schwebt - meines Erachtens eine drängende Frage - über dem Ganzen.

LIESSMANN: In gewisser Weise möchte ich daran anschließen. Ich möchte nur noch auf ein paar Punkte verweisen, die jetzt im Laufe des Vormittags diskutiert wurden und vielleicht einiges noch zuspitzen. Nicht um zu provozieren, sondern um mir über Probleme klar zu werden, für die es auch keine Lösung gibt. Wir müssen damit rechnen, dass wir es mit Dilemmata zu tun haben, für die es keine gute Lösung gibt, sondern immer nur schlechte - was auch immer wir tun. Wenn ich diese Position vertrete - die mir sehr sympathisch ist, weil sie mir als die logisch konsistenteste erscheint -, dass das Leben mit der Zygote beginnt, und deshalb auch alle diejenigen Rechte, die dem Menschen an sich aufgrund der Menschenrechtskonvention zukommen, auch der Zygote zukommen: Dann hätte ich aber auch gerne gehört, dass man die mit Embryonen experimentierenden Wissenschaftler für „lebenslänglich" ins Gefängnis schicken sollte - denn sie wären Mörder. Wir haben uns zwar abgewöhnt, abtreibende Frauen Mörderinnen zu nennen, weil sie selbst zu den Opfern gehören. Bei Wissenschaftlern trifft das nicht zu und man braucht diese Rücksicht nicht zu nehmen.

Das ist eine Frage der Symmetrie: Da geht mir dann ab, dass man auf der einen Seite diese menschenrechtliche Behandlung einfordert, aber auf der anderen Seite dann inkonsequent sein möchte und es doch nicht so genau nehmen will. Da würde ich es gerne genau genommen haben. Wenn dies aus irgendwelchen Gründen nicht plausibel erscheint, dann wahrscheinlich deshalb, weil wir es mit dem unendlichen Problem zu tun haben, dass wir es immer dort, wo wir es mit dynamischen Entwicklungen, Entfaltungen zu tun haben, Schwierigkeiten haben, es unter einen Begriff zu bannen. Ich kenne philosophisch überhaupt nur eine Möglichkeit damit umzugehen - und das wäre die Rückkehr zur platonische Ideenlehre: Es gibt die „Idee Mensch“ und von dieser Idee gibt es unterschiedliche Erscheinungsformen, gibt es also verschiedene Möglichkeiten von existierenden Exemplaren, „Anteil“ an dieser „Idee“ zu haben und keine dieser unterschiedlichen Erscheinungsformen, weder die Zygote noch der erwachsene Mensch, erfüllt sozusagen in Vollkommenheit diese „Idee“. Aber die „Idee“ als solche gäbe den Maßstab ab, was es heißt, als Mensch menschlich zu leben. Da hätten wir höchstens das Problem, ob wir das Recht hätten, unterschiedliche Erscheinungsweisen auch unterschiedlich zu behandeln, oder ob die „Idee“ den Maßstab abgibt.

Wenn ich nicht platonisch argumentieren will - und wer wollte das noch heute? - habe ich immer das Problem - auch wenn ich davon ausgehe, dass menschliches Leben mit der Zygote beginnt -, dass ich unterschiedliche Entwicklungsstufen habe. Und ich kann nun relativ willkürlich die Zäsur dieser Entwicklungsstufe setzen. Und ich kann dann ebenfalls, jetzt logisch willkürlich - der Hintergrund ist dann ein sozialpolitischer - die Konsequenzen ableiten, die sich dann aus diesen Zuschreibungen womöglich ergeben. Mit einem Wesen, das keinen Schmerz empfindet, kann ich anders umgehen als mit einem, das schon Schmerz empfindet. Ähnliches gilt für das Bewußtsein - wie vage diese Grenzen und Kriterien auch immer sind. Dann stellt sich die Frage nach den Möglichkeiten oder den Grenzen des abgestuften Rechtsschutzes, wie Sie es genannt haben. Diese Formulierung in Bezug auf Menschenrechte ist immer so etwas, was demjenigen, der logisch-ethisch denkt, tiefstes Unbehagen hervorruft - einerseits. Und andererseits ist es immer das, auch wenn wir es nicht theoretisch gerechtfertigt haben, was wir praktisch vollziehen. De facto gehen wir immer so vor.

Ich würde jetzt das noch einmal unterstreichen, was Herr Strasser gesagt hat: Eine ganze Reihe von Argumenten, die in den Debatten der letzten Jahre vorgebracht wurden, sind natürlich vorgeschobene Argumente, um eigentliche Interessen zu verbergen. Das Argument, es gehe hier um unfruchtbare Paare, ist das lächerlichste, das ich je gehört habe! Das Argument, es gehe um das Recht eines Menschen, gesunde Kinder zu bekommen, ist lächerlich. Denn, wenn es darum ginge, dass zehn Menschen deren Kinderwunsch erfüllt wird, steht es überhaupt nicht dafür, auch nur eine Debatte darüber zu beginnen.
Das Argument, wir seien gezwungen, darüber zu diskutieren, welche technischen Möglichkeiten es gibt, die wir nun haben und früher nicht hatten, ist ein stärkeres Argument - aber es ist kein wirklich gutes Argument. Denn, wenn ich klare Standpunkte habe, bedeutet das nicht, dass ich bestimmte Möglichkeiten hatte, meinem ethischen Standpunkt zu widersprechen, dass ich an meiner Ethik verzweifelt bin. Also es muß nicht so sein, dass man über die ethische Berechtigung des Massenmordes nachdenken muß, nur weil wir die Atombombe entwickelt haben. Wir tun immer so, als würden technische Instrumentarien, die uns die Möglichkeiten in die Hand geben, auch gleichzeitig unsere Ethik

„aushebeln". Das halte ich auch nicht für ein wirklich entscheidendes Argument.

Das entscheidende Argument ist wohl jenes, das Herr Zacherl genannt hat: Es geht in einem ersten Schritt um Gentherapie und in einem zweiten Schritt um Möglichkeiten des genetischen Designs. Das heißt, es geht um eine Verbesserung der Überlebenschancen und der Zukunftschancen des Menschen. Da bietet sich doch aus unserer Erfahrung eine wunderbare Möglichkeit an, das Problem zu lösen: Was sind denn Embryonen, die wir verbrauchen, um diese Chancen zu verstärken? Sie sind die Kollateralschäden der Wissenschaft! So ist es - und das nehmen wir überall in Kauf! Natürlich haben die Menschen das Recht auf Leben, aber - und das ist das wirklich ganz ganz große Problem - dieses Recht auf Leben kann wirklich seinerseits nur beansprucht werden durch Recht auf Leben. Also nur dann kann eine Abwägung erfolgen, wenn Leben gegen Leben steht.

Ich halte das zwar theoretisch für in sich konsistent, aber nicht die Praxis, die wir vollziehen. Wir wägen in der Praxis menschliches Leben immer gegen ganz andere Gesichtspunkte, z. B. Gerechtigkeit. Wir opfern 5.000 zivile Afghanen für den Kampf gegen den Terrorismus - das ist nicht Leben gegen Leben. Das ist ein abstraktes Prinzip, das übrigens auch falsch ist, und ich nehme an, wir würden einen Zuwachs an Ehrlichkeit gewinnen, wenn wir sagen würden: Natürlich handelt es sich um menschliches Leben. Aber wir wollen sie opfern, wir nehmen ihre Tötung in Kauf, wir nehmen diese „Kollateralschäden" in Kauf um des erwarteten wissenschaftlichen Fortschritts willen. Wenn wir dann enttäuscht wären, dass der Fortschritt doch nicht das bringt, was uns nun versprochen wird, dann haben wir genau dasselbe ethische Problem, das alle haben, die solche „Kollateralschäden" auf sich genommen haben und nicht einmal ihr Ziel erreicht haben. Das halte ich wirklich für ein Dilemma.

ZULEHNER: Das ist ein neugeschaffenes Wort: „Kollateralschäden der Wissenschaft“. Ich möchte selber keiner sein. Ich bin sehr dankbar für die heutige Diskussion. Darf ich noch einen Satz zu unserer Reflexion sagen: Gestern waren wir in der Diskussion noch sehr harmonisch - und ich glaube der Zugewinn des heutigen Vormittags ist, dass die Unterschiedlichkeiten und Differenzierungen deutlicher geworden sind. Innerhalb der Biologen, Theologen, der verschiedenen Konfessionen. Wenn jetzt Frau Bundesministerin Gehrer hier wäre und sie müsste dann in Brüssel entscheiden, ob sie das Forschungsprogramm unterstützt oder nicht, sie wäre wahrscheinlich noch nicht in der Lage, eine Entscheidung zu treffen. Also das heißt, wie kommt nun eine konkrete politische Entscheidung zustande? Das hielte ich auch für erforschenswert, denn das geht heute nicht demokratisch zu, sondern „expertokratisch“. Das heißt, Lobbys spielen eine entscheidende Rolle. Ich stelle mir vor, man müßte heute über die gentechnische Forschungskraft abstimmen, wie damals über die Atomkraft. Ob nicht auch eines Tages Zeiten kommen, wo das der Fall sein wird? Wo wir diese Fragen, die wir im kleinen Kreis „lobbyartig“ diskutieren, eines Tages noch dem demokratischen Bewußtsein beibringen müssen und argumentativ Entscheidungen herbeiführen müssen. Ich denke, wir sind von dort noch sehr weit weg. Ich glaube nicht, dass das zur Zeit in einem strengen Sinn demokratisch behandelt wird.

Franz Josef Wetz

Naturalismus und Menschenwürde

I.

Der Mensch ist ein vergängliches Stück um sich selbst bekümmerte Natur in einer um ihn unbekümmerten Welt. Zusammengehalten von Sehnen, bewegt von Muskeln und durchströmt von Blut, gehört er zu den schmalnasigen Säugetieren mit übergewichtigem Kopf auf einer für den aufrechten Gang eher ungeeigneten Wirbelsäule - so die Position des Naturalismus.
Es sei unterschieden zwischen einem metaphysischen Naturalismus, nach dem das unermessliche Universum aus Wasserstoff und Helium mit dem Menschen als winzigem Staubkörnchen darin bereits alles ist, was es gibt, und einem methodischen Naturalismus, der eine Alleinherrschaft der Naturwissenschaften im Reich der Erkenntnis anstrebt. Dieser ist auf eine Naturalisierung des Geistes, auch der Erkenntnistheorie, der Ethik, ja der gesamten Kultur bedacht, die er mit Hilfe kausalgenetischer Verfahren aus der Natur zu erklären versucht.
Besondere Schwierigkeiten bereitet den starken Naturalisten seit jeher die Unterscheidung zwischen Genesis und Geltung in Erkenntnis und Moral. Denn die kausale Erklärung des Erkenntnisprozesses beantwortet weder die Frage nach der Gültigkeit wissenschaftlicher Behauptungen noch die Frage nach den dazugehörigen Wahrheitskriterien. Gleichfalls lassen sich durch Freilegung der biologischen Grundlagen unseres Sozialverhaltens keine normativen Fragen der Ethik beantworten.
Dennoch ist in der Moderne die Vermutung aufgekommen, dass es außer dem Universum mit seinen Milliarden Milchstraßen nichts anderes mehr gibt. Diesem Standpunkt stehen die modernen Naturwissenschaften bereits in methodi-

scher Hinsicht nahe, insofern sie grundsätzlich die Frage nach dem Sinn von Mensch und Welt offen lassen; wie schnell kippt dieser methodische Verzicht in die allgemeine Annahme um, dass es derlei gar nicht gibt. Aber auch in inhaltlicher Hinsicht haben sich die Naturwissenschaften zum Komplizen des Naturalismus entwickelt: Eine Welt aus Wasserstoff und Helium sowie der ungerichtete Naturprozess zufällig streuender Mutationen im Kampf ums Dasein sind spürbar anderes als eine Welt, deren Firmament vom Werk göttlicher Hände kündet, die diese fürsorglich tragen. Zwar ist es möglich, auch darin einen höheren Sinnzusammenhang hineinzulegen, nur haftet solchen Modellen jetzt etwas Konstruiertes und Künstliches an, was das Maß ihrer Glaubwürdigkeit erheblich verringert.

Zugleich kann das Vertrauen in die eigenen Einwände gegen den Naturalismus das Misstrauen gegen die Motive hinter diesen Einwänden nur schwer zerstreuen. Viele Gegner des Naturalismus möchten den Dingen weniger auf den Grund gehen. Sie wollen die unbehagliche, nüchterne Anschauung, die ihren existenziellen Sehnsüchten und Hoffnungen widerspricht, auf Abstand bringen. Zurück bleibt ein trauriger Naturalismus. Darin fühlt sich der Einzelne zwar gefühlsmäßig vom Religiösen weiter angezogen, ist jedoch verstandesmäßig nicht mehr überzeugt, während der Naturalismus ihn gefühlsmäßig eher abstößt, verstandesmäßig hingegen stärker anspricht.

II.

Auch wenn die Annahme vermutlich zu weit geht: Es kann nicht ausgeschlossen werden, dass das bewusste menschliche Leben eine ohnmächtige Begleiterscheinung subjektloser Naturprozesse in einem anonymen Spiel blinder Naturkräfte ist. Was aber bedeutete eine solch theoretische Erkenntnis für das praktische Leben?

Nichts! Die naturalistische Sicht des Menschen befreit den Einzelnen weder von gesellschaftlicher Not noch von existenziellen Fragen. Auch wenn wir ohnmächtige Marionetten wären, müssten wir unser Leben dennoch selbst führen. Dabei könnten wir weder unsere Gene noch Neuronen befragen, wie wir uns entscheiden sollten, sondern wären stets auf unsere Klugheit und Urteilskraft, auf Zusammenarbeit und Verständigung miteinander angewiesen. Die Entwertung des Menschen zu einem bloßen Naturstück entlastet den Einzelnen nicht von der Sorge um sich, in der er niemals zur Ruhe kommt.
Auch als ohnmächtige Teile der Natur wären die Menschen weiter wie bisher an freiheitlicher Selbstbestimmung, politischer Mitwirkung, einem Leben ohne geistige Unterdrückung, Angst und Not interessiert; sie litten wie schon zuvor an den Widersprüchen zwischen ihren Vorhaben und deren Scheitern, unterschieden zwischen gelingender und misslingender Lebensführung, beschäftigten sich mit Themen wie Selbstachtung, Scham und gegenseitigem Verstehen, empfänden alle Kräfte, die das Leben erniedrigten, als grausam.
Schwerer als die Erkenntnis absoluter Determination wiegen seit jeher die menschliche Bedürftigkeit und Verletzbarkeit, die nach Abhilfe verlangende Not sowie das Streben nach Freiheit. Selbst wenn es solche an sich nicht geben sollte, die Freiheit im alltäglichen, politischen und rechtlichen Sinne als Möglichkeit zu Selbstentfaltung bliebe auch dann ein schützenswertes Gut.

III.

Doch je mehr sich die Vorstellung vom Menschen als ohnmächtigem Teil der physischen Natur durchsetzt, umso zweifelhafter wird die Idee von der metaphysischen Wesensnatur und damit die von seiner normativen Wesensbestimmung: Einst wurden Lebensdeutung und Lebensorientierung eng miteinander

verbunden. Man glaubte, aus dem, was der Mensch ist, ableiten zu können, wie er zu leben habe.
Je unglaubwürdiger aber die Idee der metaphysischen Wesensnatur durch den Naturalismus wird, desto stärker wird auch das Selbstverständnis des Menschen von dem abhängig, als was er sich beschreibt und erfindet. Jetzt muss er nicht nur trotzdem sein sorgenvolles Leben selbst führen, sondern sich sogar noch selbst deuten und alle die Werte setzen, an denen er sich orientieren möchte.
Paradox formuliert: Der Mensch bleibt ganz auf sich gestellt - nicht obwohl er nur ein ohnmächtiges Stück Natur ist, sondern gerade wenn er ein solches ist.

IV.

Je weiter die Natur entzaubert wird und je mehr über die natürlichen Bedingungen der Kultur gewusst und je tiefer die Menschenwelt in die entheiligte Natur hineingezogen wird, umso unverzichtbarer werden Bildung, Recht und Kunst als Inbegriff jener Sinnwelten, die uns in einem Weltall ohne Sinn haltgebende Orientierung, Trost und Wohlbehagen bieten können. Gerade wenn die verwissenschaftlichte Natur alles ist, ist verwissenschaftlichte Natur nicht genug. Dann muss es für uns mehr als dieses „alles“ geben: die Kultur.
Die eigentliche Geburtsurkunde der Kultur ist die Hilflosigkeit des nackten, verwundbaren Menschen in der bedrohlich übermächtigen Welt, nicht aber seine einstmals gepriesene Erhabenheit und Größe. Jede Kultur ist eine Art Mängelbewirtschaftung, die am Abbau der lebensgefährlichen Schwäche des zerbrechlichen Menschen und der ungeheuren Stärke der übermächtigen Natur arbeitet. Bildhaft formuliert: Natur ist, wenn es regnet, Kultur, wenn man dafür einen Regenschirm hat!
Je mehr wir uns als schwache, verletzbare, ohnmächtige Teile der im ganzen sinn- und bedeutungslosen Natur bewusst werden, umso stärker sollten wir für

eine am Wohlergehen aller Bürger, an den Ideen der Freiheit und Gerechtigkeit orientierte Politik und Rechtsordnung eintreten, weil jetzt nur noch sie uns Wert und Würde zu geben vermögen.

Um es mit Friedrich Schiller zu sagen: „Die Würde des Menschen. Nichts mehr davon. Ich bitt´ euch. Zu essen gebt ihm, zu wohnen, habt ihr die Blöße bedeckt, gibt sich die Würde von selbst."

Ulrich H. J. Körtner

Menschenwürde und Menschenleid im Zeitalter der Biomedizin.

1. Vom Homo faber zum Homo fabricatus.

„Homo faber“ lautet der Titel eines 1962 erschienenen Romans von Max Frisch. Der Titelheld ist ein Techniker, dessen rationale Weltsicht durch tragische Verwicklungen aus den Fugen gerät. Auch andere Romanfiguren des 20. Jahrhunderts waren Ingenieure, zum Beispiel Ulrich, der Mann ohne Eigenschaften in Robert Musils gleichnamigem Roman. Der Techniker gilt als Inbegriff der Moderne. Nicht nur die Literatur, auch die Philosophie des 20. Jahrhunderts hat sich intensiv mit dem Wesen moderner Technik und ihren Auswirkungen auf das Selbstverständnis des Menschen auseinandergesetzt.
Einen neuen Entwicklungsschritt markiert die Gentechnik. „Life sciences“ ist der Name für den biowissenschaftlich-technischen Komplex des 21. Jahrhunderts, der sich von der Landwirtschaft bis zur molekularen Medizin erstreckt. Die Biotechnologie führt zu neuen, tiefgreifenden Veränderungen unseres Welt- und Menschenbildes. Aus dem Homo faber wird der Homo fabricatus. Nur ein Beispiel dafür sind in den USA im Reagenzglas gezeugte Kinder, die, genetisch betrachtet, drei Eltern haben, weil der Eizelle der leiblichen Mutter zur Steigerung ihrer Fruchtbarkeit Teile einer weiteren Eizelle beigegeben wurden.
In Anbetracht der rasanten biomedizinischen Entwicklung erscheint das christliche Menschenbild manchen Zeitgenossen als antiquiert. Vielleicht aber erweist sich seine Unzeitgemäßheit bei näherem Hinsehen als hoch an der Zeit, weil es die transzendente Dimension des Lebens zur Sprache bringt, die von der

schlechten Unendlichkeit einer platten Diesseitigkeit befreien kann, welche auf ewige Jugend und eine hohes numerisches Alter alle Hoffnung setzt.
Religion und Glaube geben eine Antwort auf die Frage nach dem Sinn menschlicher Existenz, indem sie dem Menschen ein bestimmtes existentielles Verständnis seiner selbst erschließen. So ist auch der Glaube, dass die Welt und der Mensch Gottes Schöpfung sind, nicht als eine quasi- oder pseudowissenschaftliche Entstehungstheorie mißzuverstehen, die in Konkurrenz zu naturwissenschaftlichen Deutungen der Wirklichkeit steht, sondern der Ausdruck eines elementaren „Kreaturgefühls“, das Martin Luther im Kleinen Katechismus folgendermaßen ausgedrückt hat: „Ich glaube, dass mich Gott geschaffen hat samt allen Kreaturen, mir Leib und Seele, Augen, Ohren und alle Glieder, Vernunft und alle Sinne gegeben hat und noch erhält“ (Kleiner Katechismus).
Vor allen ethischen Fragen, ob die moderne Medizin in Forschung und Therapie alles tun soll oder darf, was technisch möglich ist, steht die Frage nach ihren Auswirkungen auf das menschliche Selbstverständnis, auf die Sicht, die der Mensch künftig von sich selbst und Seinesgleichen haben wird. Was bedeutet es für das eigene Selbstverständnis, wenn ein Mensch sich künftig als das technisch erzeugte Produkt anderer Artgenossen begreifen muss? Wird er noch in, mit und unter den technischen Begleitumständen seiner Menschwerdung zu dem persönlichen Glauben finden, dass ihn letztlich Gott geschaffen hat samt allen Kreaturen, dass er also einen Anspruch auf „Unantastbarkeit“ (P. Strasser) hat?

2. Die Antiquiertheit des Menschen.

Im Kern aller medizinethischen Diskussionen geht es um grundlegende Fragen der Anthropologie. Hinter der häufig gestellten, allerdings viel zu vordergründigen Frage, ob die Medizin darf, was sie kann, steht die anthropologische

Grundfrage: Was ist der Mensch? Genauer gesagt, geht es um die Einstellung des Menschen zu seinem Leben, zu Krankheit und Gesundheit, zu seiner Sterblichkeit und zu seinem Tod. Das aber sind Fragen, welche die Medizin nicht für die Gesellschaft beantworten kann, sondern welche von dieser selbst bzw. von jedem einzelnen persönlich zu beantworten sind.

Die anthropologische Grundfrage nach dem Begriff des Menschen ist nicht nur auf seine inhaltliche Bestimmung, sondern auch auf seine Reichweite zu beziehen. Die Frage lautet also nicht nur: Was ist der Mensch?, d.h., was ist sein Wesen und seine Bestimmung, sondern auch: „Wer" oder „was" ist ein Mensch? Ab wann und wie lange ist menschliches Leben als Leben eines Menschen anzusehen? Gerade am Lebensanfang, d.h. im Bereich der Reproduktionsmedizin und Embryonalforschung, aber auch am Lebensende in Verbindung mit den Problemen des medizinisch assistierten Sterbens, gewinnt diese Frage an Brisanz.

Es fragt sich aber, ob unser Menschenbild den ethischen Herausforderungen des medizinischen Fortschritts noch gewachsen ist, zumal es das eine Menschenbild in der pluralistischen Gesellschaft gar nicht gibt. Weitreichender als die tatsächlich vorhandenen biomedizinischen Möglichkeiten sind die weltanschaulichen und die gesellschaftlichen Folgen der modernen Medizin. Wesentliche Einsichten der bisherigen abendländischen Kultur und eines vom Christentum geprägten Menschenbildes drohen verloren zu gehen.

Im Jahr 1956 veröffentlichte der Philosoph Günter Anders ein Buch mit dem Titel „Die Antiquiertheit des Menschen"[1] Es handelte sich, wie der Untertitel verrät, um Reflexionen „über die Seele im Zeitalter der zweiten industriellen Revolution", nämlich im Zeitalter der Kernphysik und der Atombombe, in welchem der Mensch zur Sache degradiert werde. Gut vierzig Jahre später sind wir

---

[1] G. Anders, Die Antiquiertheit des Menschen. Über die Seele im Zeitalter der zweiten industriellen Revolution. 5. Auflage, München 1980.

Zeitgenossen einer dritten industriellen Revolution[2], ausgelöst durch die Informationstechnologien und die Gentechnik, die in den inzwischen als „Life sciences“ bezeichneten Wissenschaftszweigen eine enge Verbindung eingehen. Wie aktuell Anders' Diagnose der Antiquiertheit des Menschen ist, hat die durch den Philosophen Peter Sloterdijk ausgelöste bioethische Debatte gezeigt. In einer umstrittenen und, wie mir scheint, verqueren Interpretation - postmodern nennt man es wohl eine „Lektüre“ - von Martin Heideggers „Brief über den Humanismus“ behauptet Sloterdijk nicht nur die „Antiquiertheit des Menschen“, wie wir ihn bislang kannten, sondern auch die Antiquiertheit des abendländischen Humanismus[3].

3. Kritik des Überhumanismus

Es wäre verfehlt, wollte man sich über diesen neuen Über-Humanismus moralisch entrüsten, ohne Gegenargumente beizubringen. Auch wäre der vorschnelle Rückzug auf das sturmfreie Gebiet des Glaubens theologisch fatal. Im ethischen Diskurs einer pluralistischen Gesellschaft genügt es nicht, religiöse Gewissheiten im Stil dezisionistischer Bekenntnisse vorzutragen. Für den Glauben gibt es keine rationale Letztbegründung, wohl aber gute Gründe, über die sich mit vernünftigen Argumenten Auskunft geben lässt.

Es bedarf nicht erst einer theologischen Begründung, um die Haltlosigkeit des reduktionistischen Menschenbildes, das teilweise aus den Erkenntnissen der Molekularbiologie abgeleitet wird, zu durchschauen. Die Frage, was der Mensch ist, lässt sich rein biologisch nicht beantworten. Die Antwort nämlich,

---

2 Vgl. G. Anders, Die Antiquiertheit des Menschen, Bd. 2: Über die Zerstörung des Lebens im Zeitalter der dritten industriellen Revolution (BsR 320)..München 1995.

3 P. Sloterdijk, Regeln für den Menschenpark. Ein Antwortschreiben zum Brief über den Humanismus, Die Zeit. Nr. 38, 16.9.1999, S. 15.18-21.

es handle sich um die Gattung des Homo sapiens, definiert ihn als Tier und reduziert das Wesen des Menschen auf eine „differentia specifica“, die ihn von anderen Tiergattungen unterscheidet.

Auch Krankheit und Gesundheit sind keine rein naturwissenschaftlich bestimmbaren Phänomene, sondern letztlich eine soziale Konstruktion, die einen biologisch beschreibbaren Sachverhalt einschließt, ohne mit diesem identisch zu sein. Die deterministische Annahme, dass Gene unser Schicksal bestimmen und dass ein direkter kausaler Zusammenhang zwischen genetischen Abweichungen und dem Ausbruch von Krankheiten oder Behinderungen besteht, ist, medizinisch betrachtet, falsch. Nicht einmal bei sogenannten monokausalen Erkrankungen wie der Chorea Huntington, deren Ausbruch sich heute sehr genau vorhersagen lässt, besteht ein linearer Determinismus.

Die neuen Über-Humanisten irren auch in der Annahme, dass der eugenische Einsatz der Gentechnik zur endgültigen Befreiung des Menschen vom Schicksal führe. In Wahrheit führen die Fortschritte auf den Gebieten der medizinischen Genetik, der prädiktiven Medizin und der Reproduktionsmedizin zu neuen Erscheinungsformen des Schicksals. Der christliche Gottesglaube, der im Menschen das Ebenbild Gottes sieht, ist keineswegs eine Variante des Schicksalsglaubens, wie Dworkin unterstellt, sondern hat im Gegenteil, historisch betrachtet, zur Depotenzierung des Schicksals geführt, dem nach antiker Vorstellung selbst die Götter unterworfen waren. Daher hat das neuzeitliche Dementi des christlichen Gottes, für welches die mehrdeutige Formel des Todes Gottes geprägt wurde, keineswegs den Weg zur endgültigen Befreiung des Menschen vom Schicksal geebnet, sondern, wie der Philosoph Odo Marquard argumentiert, zur Wiederkehr des Schicksals, d.h. zum Entstehen neuer Kontingenzen, geführt.

Bedrängend ist diese Entwicklung z.B. auf dem Gebiet der prädiktiven Medizin, wo sich die Schere zwischen heute schon möglicher Diagnostik und Prognostik und fehlenden Therapieansätzen weit öffnet. Der Einsatz prädiktiver Untersuchungsmethoden, z.B. in der pränatalen Medizin, kann einerseits der Prophylaxe dienen, andererseits aber immer neue Entscheidungskonflikte heraufbeschwören. Es kommt hinzu, dass die Grenzen zwischen manifesten chromosomalen oder genetischen Störungen und genetischen Dispositionen, die irgendwann einmal zu irgendeiner Form von symptomatischen Expressionen führen könnte, fließend sind. Bezeichnenderweise hat die prädiktive Medizin eine neue Kategorie von Menschen geschaffen, den „unpatient". Sie besagt, dass es im Grunde gar keine gesunden Menschen mehr gibt, sondern nur potentiell oder manifest Kranke.

Nicht zuletzt die gegenwärtigen Diskussionen über die medizinischen Einsatzmöglichkeiten der Gentechnik zeigen, wie schwierig es für den Menschen ist, nach dem Ende des christlichen Gottes menschlich zu bleiben. Damit soll nicht behauptet werden, dass sich die Idee der Menschenwürde ausschließlich christlich begründen ließe, wohl aber auf die Aporien hingewiesen werden, in welche dieser Gedanke gerät, wenn die Möglichkeit seiner religiösen Begründbarkeit bestritten wird. Dementsprechend ist auch zu fragen, wie weit eine nicht- oder nachmetaphysische Begründung der Menschenwürde (F.-J.Wetz) tatsächlich trägt.

4. Der gerechtfertigte Mensch.

M.E. besteht der Beitrag des Christentums zur anthropologischen und gesellschaftspolitischen Diskussion der Gegenwart u.a. darin, auf eine Möglichkeit der Kontingenzbewältigung hinzuweisen, die vom Zwang des selbstproduzierten bzw. von anderen verfügten Schicksals befreit. Es ist dies ein Ethos des Sein-Lassens, das sich darauf gründet, dass sich der Mensch nicht selbst verdankt und in die Welt bringt. Nach theologischer Überzeugung ist außerdem die Einsicht zurückzugewinnen, dass menschliches Leben wesenhaft fragmentarisch und unvollkommen ist und dass auch Behinderungen und Leiden zu einem sinnerfüllten Leben dazugehören.

Die christliche Sicht des Menschen schließt die Unterscheidung von Heil und Heilung ein, auch wenn beide aufeinander bezogen sind. Das bedeutet, dass das medizinische Handeln ebenso wie die medizinische Forschung von allen offenen oder geheimen soteriologischen Ansprüchen zu entlasten ist. Jedenfalls ist nach theologischer Überzeugung Heil keine sinnvolle therapeutische Zielsetzung, weder im Sinne einer fragwürdigen Ganzheitlichkeit noch im Sinne eines Utopismus, welcher die Medizin in den Dienst einer technischen Vervollkommnung der menschlichen Gattung stellt. Die Heilkunst darf nicht zur Heilslehre überhöht werden.

Nun kennt auch die christliche Anthropologie den Unterschied zwischen dem alten und dem neuen Menschen. Auch sie redet davon, dass noch nicht erschienen ist, was wir sein werden (I Joh 3,2). Aber es handelt sich hierbei um eine „eschatologische Differenz“, d.h. um den Hinweis auf die letztgültige Bestimmung und Vollendung des Menschen, die von ihm selbst nicht zu leisten ist. Der alte Mensch aber in seiner Endlichkeit, seiner Unvollkommenheit und Gebrochenheit, in seinem Versagen und seiner Schuld ist es, dem die bedingungslose Zuwendung Gottes gilt und den der Mitmensch als seinesgleichen lieben soll.

Dass auch der im Glauben von Gott gerechtfertigte Mensch Sünder bleibt, ist eine Grundaussage christlicher Anthropologie. Er vermag weder sich selbst noch die Welt zu verbessern, weder auf dem Weg der Moral noch durch irgendeine „Anthropotechnologie“. Der alte Mensch im biblischen Sinne ist nicht verbesserungs-, sondern vergebungsbedürftig. Das schöpferische Wort der Vergebung aber macht ihn nicht besser, sondern neu.

Theologisch betrachtet, gründet die „Würde des Menschen“ in der zuvorkommenden Gnade Gottes, welche in der neutestamentlichen Botschaft von der bedingungslosen Rechtfertigung des Sünders ihre Zuspitzung erfährt. Darum hängt auch das Lebensrecht eines Menschen gerade nicht von bestimmten intellektuellen Fähigkeiten oder von seiner körperlichen Verfassung ab. Dies folgt aus dem Zusammenhang, der zwischen Rechtfertigungslehre und Christologie besteht. Die christliche Anthropologie nimmt nicht an einer allgemeinen Idee des Menschen und seiner Idealgestalt, sondern am leidenden und gekreuzigten Christus Maß, der „keine Gestalt“ hatte, „die uns gefallen hätte“ (Jes 53,2). Von hier aus ist auch die Gottebenbildlichkeit des Menschen, die im Rahmen der christlichen Schöpfungslehre ausgesagt wird, näher zu bestimmen. In dem geschundenen Menschensohn am Kreuz, d.h. gerade in der Verletzung und Antastung der Menschenwürde sieht der christliche Glaube sub contrario die Gottebenbildlichkeit und Würde des Menschen aufscheinen. Hier liegt ein Anknüpfungspunkt für das Gespräch der Theologie mit philosophischen Versuchen, die Menschenwürde via negationis und nicht- oder nachmetaphysisch zu begründen (F.-J.Wetz). Die vermeintliche Humanisierung des Menschen durch Züchtung wäre in Wahrheit kein Überhumanismus oder Antihumanismus, sondern schlicht und einfach inhuman und barbarisch.

5. Leiden, Tun und Lassen

Der christliche Glaube vermittelt der Medizin eine ethische Grundorientierung, aber keine feststehenden material-ethischen Handlungsanweisungen. Zwar ist nach biblischem Verständnis Gott allein Herr über Leben und Tod. Aber das Handeln Gottes und dasjenige des Menschen sind kategorial ebenso voneinander zu unterscheiden wie aufeinander zu beziehen. Medizinische Eingriffe kön-

nen dem Bekenntnis zur Verfügungsmacht Gottes ebenso entsprechen wie widersprechen.
Wohl gilt, dass die menschliche Existenz durch eine eigentümliche Grundpassivität gekennzeichnet ist, zu der es gehört, dass wir ohne unser Zutun geboren werden und sterben müssen. Aber das Handeln Gottes und dasjenige des Menschen liegen auf unterschiedlichen Ebenen. Ihre Unterscheidung fällt nicht mit derjenigen von menschlichem Tun und Unterlassen zusammen. Abgesehen davon, dass diese Unterscheidung keineswegs in allen Fällen einen moralischen Unterschied macht - auch eine Unterlassung kann, ethisch bewertet, einem Tun gleichkommen, das positiv oder negativ qualifiziert ist -, kann dem Glauben an Gott als Herrn über Leben und Tod sowohl ein energisches Tun als auch ein demütiges Lassen entsprechen. Wohl aber ist neu zu Bewusstsein zu bringen, dass nicht jedes ethisch verantwortete Lassen gleichbedeutend mit einem Unterlassen ist.
Auch ist zwischen dem Schöpfer und seiner Schöpfung, d.h. zwischen Gott und Natur, zu unterscheiden. Der moralische Appell an die Grenzen des Natürlichen erweist sich nicht nur in naturwissenschaftlicher, erkenntnistheoretischer und ethischer Hinsicht als unzureichend, sondern ist auch theologisch zu kritisieren. Denn wer den praktischen Sinn des Glaubens an Gott und sein Handeln darin sieht, der Natur ihren Lauf zu lassen, verwechselt Gott mit der Natur, die sich uns heute mehr denn je als höchst variabel, evolutiv und menschlicher Zwecksetzung unterworfen zeigt. Wer in der Natur die Letztinstanz moralischer Verantwortung sieht, landet nicht bei Gott, sondern beim Menschen, der der Natur ihre Zwecke setzt.
Entgegenzutreten ist allerdings der zu beobachtenden Tendenz, ethische Standards über Bord zu werfen, sobald sie sich als medizinisch oder ökonomisch hinderlich erweisen. Daher mag es am Ende des nun anstehenden Diskussionspro-

zesses gute ethische Gründe für eine Selbstbegrenzung der molekularen Medizin geben.

Die Grenzen unseres Handelns, auch der Medizin, müssen in jeder Situation neu bestimmt werden. Das gilt auch an den Grenzen des Lebens. Die Lehre von Gott dem Schöpfer und seinem Gebot wird häufig missverstanden, als seien aus ihr allgemeine moralische, auch medizinethische Verbote abzuleiten. Wo nur Gott handeln darf, scheint jede menschliche Aktivität ausgeschlossen zu sein. Faktisch aber ist der Mensch heute in die Lage versetzt, vor Gott erkennen zu müssen, dass er dazu verurteilt ist, selbst in die Bereiche von Geburt und Tod einzugreifen. Mit dem nicht mehr aus der Welt zu schaffenden medizinischen Fortschritt ist dem Menschen an den Grenzen des Lebens eine Verantwortung zugewachsen, aus der er sich nicht durch willkürliche Selbstbegrenzung davonstehlen kann - auch nicht unter Hinweis auf vermeintlich christliche Grundwahrheiten. Auch dieser Zuwachs an Freiheit und Verantwortung gehört zur „Würde des Menschen".

Der Hinweis auf Gott, den Herrn über Leben und Tod, oder die angebliche, in der Praxis aber ständig widerlegte Unverfügbarkeit des Lebens darf nicht dazu missbraucht werden, die Verantwortung Gott zuzuschieben, wo sie dem Menschen übertragen ist. Auch darf der Hinweis auf die konstitutive Zugehörigkeit des Leidens und der Endlichkeit zum menschlichen Leben nicht zu der zynischen Konsequenz führen, dort, wo es auf ethisch vertretbare Weise durchaus möglich ist, nichts gegen das Leiden zu unternehmen. Wir haben vielmehr immer wieder neu zu fragen, wie wir eingedenk des „Geschenkcharakters" menschlichen Lebens verantwortlich mit den Möglichkeiten der modernen Hochleistungsmedizin umgehen können.

Peter Strasser

Kategorien des Unantastbaren: Menschenwürde - Autonomie - Kreatürlichkeit.

1. Menschenwürde als Leerformel und Erfordernis des Personseins.

Man mag den Begriff der Menschenwürde als gehaltlos und beliebig dehnbar kritisieren, wie es nicht wenige Juristen namentlich mit Bezug auf Art. 1 Abs. 1 des deutschen Grundgesetzes tun. Dort heißt es: „Die Würde des Menschen ist unantastbar.“ Man mag argumentieren, im „Würdebegriff“ trifft sich die Untugend der Leerformelhaftigkeit mit jener der ideologischen Ausbeutbarkeit.
Dem steht gegenüber, dass die Menschen kaum etwas schwerer ertragen können als den Verlust ihrer Würde. Wer die Würde eines anderen willentlich antastet, der verletzt nicht bloß eine psychologische, d.h. empirische Bedingung des Wohlbefindens; er verletzt vielmehr eine nicht-empirische, also - wenn man will - metaphysische Bedingung des Personseins. Diese Bedingung hatte Kant ausgedrückt, indem er sagte, Personen seien „Zwecke an sich“. Aber was bedeutet das?

2. Personen als „Zwecke an sich”.

Empirisch gesehen sind Personen Biomechanismen, die, dank ihres Zentralnervensystems, über eine Reihe von Fähigkeiten verfügen. Sie haben Bewusstsein und Selbstbewusstsein, sammeln Erfahrungen, empfinden, denken und sprechen. Sie haben Interessen, wollen und handeln. Ihre rationalen, sinnlichen und emotionalen Aspekte sind aufeinander beziehbar, können füreinander fruchtbar gemacht und gegeneinander abgewogen werden. Doch aus all dem folgt nicht, dass Personen eine „Würde“ haben.

Für Kant sind Personen „Zwecke an sich“, weil und sofern sie über Vernunft verfügen, namentlich über praktische Vernunft. Aus den Prinzipien der praktischen Vernunft geht hervor, worin das moralisch Pflichtgemäße besteht. Daher stellt es nach Kant einen Missbrauch vernünftiger Wesen dar, sie als Mittel zu eigensüchtigen Zwecken zu gebrauchen, d.i. sie in den Dienst von Interessen zu stellen, die sich mit den Prinzipien der praktischen Vernunft nicht decken.

Diese Argumentation setzt allerdings voraus, dass die Vernunftprinzipien eine besondere Art von Unantastbarkeit genießen, die sich auf die Subjekte der Vernunft überträgt. Der Mensch ist demnach nicht sein eigener höchster Gesetzgeber; es steht ihm nicht frei, seine moralischen Prinzipien willkürlich zu wählen. Gleichzeitig ist der Mensch autonom in der Befolgung der moralischen Prinzipien, da es sich um Vernunftprinzipien handelt. Als solche motivieren sie rational, zwingen aber nicht - man kann auch unvernünftig handeln.

So gesehen gründet die Würde des Menschen in seiner Teilhabe am „Reich der Vernunft“, das zugleich die Quelle seiner Autonomie ist. Der Mensch geht im Reich der Naturkräfte - der Kausalmechanismen und psychologischen Gesetze - nicht auf.

3. Die Würde des Menschen als metaphysisches Konzept

Die kantische Idee einer praktischen Vernunft ist anti-naturalistisch. Sie verweigert sich dem Programm einer postmetaphysischen Ethik, die sich einerseits auf empirische Gegebenheiten wie Glück und Unglück stützt, und andererseits in subjektiven Stellungnahmen gründet, durch welche der Mensch beansprucht, sein eigener höchster Gesetzgeber zu sein.

Abgesehen von der Frage, ob es überhaupt unbestreitbar vernünftige und zugleich gehaltvolle Prinzipien der Moral gibt, wie die kantische Ethik behauptet, stellt sich außerdem die Frage, woher der eigentümlich metaphysische Status dieser Prinzipien rührt. Auch wenn Kant gelegentlich sagt, dass das Moralgesetz dem Menschen von Gott ins Herz gelegt wurde, darf man hier doch nicht von einer religiösen Begründung reden. Es handelt sich vielmehr um eine Metapher ohne Absicht, die ethische Situation des Menschen theologisch so tief zu fassen, dass aus ihr die „Würde des Menschen“ als ein nicht-empirisches und empirisch unantastbares Merkmal hervorgeht. Angewendet auf die Frage der genetischen Manipulation des Menschen folgen daraus einschneidende Konsequenzen.

4. Die Konvergenz von Utilitarismus und Gentechnik

Sieht man einmal von den kirchlich geprägten Ethiken ab, so wird heute häufig irgendeine Variante des Utilitarismus vertreten, auch und gerade wenn es sich um Fragen der Bioethik handelt. Dahinter stecken einige einfache Grundsätze, die für den modernen ethischen Standpunkt von zentraler Bedeutung sind.

Der erste Grundsatz besagt, dass es keinen moralischen Einwand gegen eine Handlung geben kann, die niemandes Interesse verletzt, wohl aber das Interesse einer oder mehrerer Personen befriedigt. Der zweite Grundsatz besagt, dass eine Handlung nicht moralisch tadelnswert sein kann - wohl jedoch bisweilen geboten -, sofern sie dazu beiträgt, drohendes Leid zu vermindern oder bestehendes Leid zu verringern. Die dritte Grundsatz schließlich besagt, dass eine Handlung jedenfalls dann nicht moralisch tadelnswert sein kann, wenn sie dazu beiträgt, ein Leben so glücklich wie möglich zu machen, ohne zugleich einen Schaden herbeizuführen.

Für eine Bioethik, die exklusiv von diesen drei Grundsätzen ausgeht, besteht kein Zweifel daran, dass die Gentechnik einer der Zukunftstechnologien ist. Denn die Gentechnik soll helfen, Lebensbehinderungen und Krankheiten in einem Maße auszuschalten, wie das bis vor Kurzem noch undenkbar war. Sie soll außerdem helfen, die biologischen Voraussetzungen der Minimierung von Leid dadurch herzustellen, dass die körperlichen und psychischen Erbfaktoren des Unglücks Schritt für Schritt ausgeschaltet werden.

5. Die Schwäche empirischer Argumente gegen die Gentechnik

Die Gegner des gentechnisch optimistischen Szenarios wirken oft wenig überzeugend. Denn ihre Prognosen stützen sich häufig auf Annahmen, die empirisch als äußerst fraglich erscheinen.

Da ist, erstens, die Annahme eines unvermeidlichen „slippery slope" für den Fall, dass sich der Gesetzgeber in der Sache Gentechnik auch nur gemäßigt liberal verhält. Dann nämlich, so das Argument, hat man sich auf eine Rutschbahn nach unten begeben und wird gegen unmoralische Entwicklungen nicht mehr schnell genug, effektiv genug oder überhaupt nicht mehr reagieren können. Eine zweite Annahme besagt, dass es zu einer Verschärfung der sozialen Ungerechtigkeit dadurch kommen wird, dass gentechnisch optimierte Wohllebens-Chancen teuer erkauft werden müssen und nur von den ökonomisch Begünstigten in Anspruch genommen werden können. Eine dritte Annahme geht davon aus, dass die neuen gentechnischen Möglichkeiten das Prinzip der unbedingten Gleichheit aller Menschen langfristig gefährden werden, weil den Reichen und Mächtigen die genetische Aufzucht einer Klasse menschlicher „Arbeitsbienen" zunehmend attraktiv erscheinen muss.

Dazu lässt sich Folgendes sagen: Es gibt keinen unabwendbaren Zusammenhang zwischen der wohlerwogenen, klar umgrenzten und streng kontrollierten

Freigabe bestimmter gentechnischer Verfahren einerseits, sowie den befürchteten Weiterungen andererseits. Wenn der Staat will, kann er gezielt bremsen und blockieren. Die Frage ist, ob er ernsthaft will.

Der Wert der geäußerten Befürchtungen liegt also weniger in ihrer Verlässlichkeit als vielmehr darin, dass sie widerlegbar sind. Es handelt sich, so gesehen, um „self-destroying prophecies", um Voraussagen, deren Artikulation dazu führt, dass der Trend, den sie anzeigen, gestoppt wird.

6. Nichtutilitaristische Prinzipien: Autonomie und Kreatürlichkeit

Keines der erwähnten Szenarien ist unabwendbar. Dennoch kann die Autonomie von Personen verletzt werden. Folgende Unterscheidung mag als Richtschnur hilfreich sein:

Es gibt gentechnische Verfahren, die helfen, die Autonomie von Personen zu sichern; und es sind Verfahren denkbar, die das Prinzip der Autonomie dadurch ernsthaft verletzen, dass sie menschliche Zellen im Interesse bereits lebender Individuen oder Gruppen manipulieren. Verfahren der ersten Art könnten medizinisch-präventiv oder therapeutisch wirksam sein, etwa durch die Manipulation krankheitsverursachender Gene oder die Implantation von Stammzellen zur Abheilung von Alterleiden. Verfahren der zweiten Art hingegen dienen anderen Zielen: Sie sind entweder durch Eigensucht motiviert, wie beim Klonen von genetischen „Ebenbildern", oder auf den Wohllebensvorteil der Nachkommen bedacht, indem deren natürliche Merkmale genetisch nachgebessert werden.

Warum wird bei den Verfahren der zweiten Art, gleichgültig ob purer Eigennutz hinter ihnen steckt oder nicht, das Prinzip der Autonomie verletzt? Weil menschliche Geschöpfe, die ohne medizinische Notwendigkeit manipuliert werden, sich der Tendenz nach als Kreaturen anderer Menschen, als „Mittel" zur Befriedigung ihnen äußerlicher Interessen und sozialer Ideale, begreifen müssen. Schon bei ihrer Zeugung wurden sie nicht als „Zweck an sich“ geachtet.

Darin drückt sich die Missachtung eines fundamentalen Rechts aus, das im Folgenden als „Recht auf Kreatürlichkeit“ bezeichnet wird. Mit diesem Terminus soll angedeutet werden, dass jeder Versuch des Menschen, sich die Rolle Gottes anzumaßen und andere Menschen nach dem eigenen „Bild“ oder „Wunschbild“ zu kreieren, eine Verletzung der ursprünglich menschlichen Würde[1]. Daraus folgt, dass das Klonen von Menschen ohne Ausnahme und das genetische „Designen“ von Menschen jedenfalls in dem Maße unmoralisch ist, in dem kein medizinisch zwingender Grund vorliegt.

7. Der metaphysische Gehalt des Rechts auf Kreatürlichkeit

Aber ist das Recht auf Kreatürlichkeit nicht eine Erfindung des Metaphysikers? Steckt hinter ihm nicht die religiöse Idee, dass jeder Mensch, als Individuum, ein Geschöpf Gottes sei?[2] Derlei Fragen erfordern eine zweiteilige Antwort.

Der erste Teil der Antwort schlägt vor, Kreatürlichkeit als ein regulatives Prinzip aufzufassen: Falls wir uns überhaupt als Geschöpfe begreifen, wird das Prinzip der Autonomie - und damit unsere Menschenwürde - nur dann nicht

---

[1] Stimmt man dem Standpunkt einer kreatürlichen Würde des Menschen zu, dann ist es ausgeschlossen, dass in Fragen der Autonomie der Utilitarismus das letzte Wort hat. Angenommen, eines Tages wäre es möglich, sehr glückliche und dabei sehr dumme Menschen herzustellen. Auch wenn diese Menschen-im-Glück so dumm sein sollten, dass sie gar nicht begreifen könnten, was es heißt, die Kreatur einer Frankenstein-Industrie zu sein: wir wüssten es und würden, zumindest beim heute noch geltenden Standard des moralischen Empfindens, in der Anwendung der Frankenstein-Technologie die denkbar schwerste, weil nicht wieder gutzumachende Verletzung der Menschenwürde beklagen.

[2] Und lacht da nicht die ganze biologische Zunft, von der kein Geringerer als James D. Watson behauptete, in ihr finde sich kaum jemand, der an Gott glaube - nicht ohne hinzuzufügen, er selbst halte Religion für „totalen Mist“ (Interview, Der Standard, 2. Juni 2001).

verletzt, wenn wir uns als Geschöpfe Gottes (oder einer gleichwertigen Autorität) begreifen. Dieser Teil der Antwort ist konditional; er lässt offen, ob wir uns als Geschöpfe Gottes begreifen, begreifen sollten oder müssen.

Das bringt uns zum zweiten Teil der Antwort. In einer Gemeinschaft, in der die Idee der Kreatürlichkeit agnostisch neutralisiert wird, kann es sehr wohl sein, dass der Mensch sich rational verpflichtet fühlt, nichts dabei zu finden, die Kreation und damit Kreatur eines anderen Menschen zu sein. Wird die Welt streng naturalistisch gedeutet, so reduziert sich letzten Endes das ganze menschliche Drama auf Mechanismen, Zufälle, Techniken. Jeder/jede/jedes ist ein Produkt der Evolution, und jeder/jede/jedes besteht aus den elterlichen Genen: Und mehr ist da nicht.[3]

Die meisten von uns würden sich freilich dagegen empören, wollte man sie zu einer strikt naturalistischen Sicht des menschlichen Lebens verpflichten. Das zeigt, über alle Säkularisierung hinweg, dass die Idee der Kreatürlichkeit fortwirkt, zumindest in ihrer metaphysisch ausgedünnten Form als „regulatives Prinzip". Nun lässt sich indessen nicht leugnen, dass ein metaphysisch ausgedünntes Prinzip immer noch ein metaphysisches Prinzip ist. Noch immer zehren wir von dem Gedanken, dass es nur eine legitime Form gibt, ein Geschöpf zu sein, woraus im Umkehrschluss folgt, dass alle anderen Formen der Geschöpfwerdung illegitim sind: Sie erniedrigen uns, indem sie uns unserer Autonomie berauben.

---

[3] In einer so gedeuteten Welt erscheinen Menschen, die darunter leiden, genetisch erzeugt worden zu sein, nicht als moralisch gerechtfertigt, sondern als psychisch krank. Dass sie sich in ihrer Würde verletzt und in ihrer Autonomie eingeschränkt fühlen, wird als neurotisches Symptom - als Ausdruck eines „Frankenstein-Komplexes" - diagnostiziert werden.

8. Ethik der Kreatürlichkeit oder Machiavellismus der Kreaturen

Hier stoßen wir an die äußerste Grenze der bioethischen Diskussion. Einerseits ist ohne Metaphysik der Kreatürlichkeit kein entsprechendes Recht zu haben; andererseits verändern sich mit dem Wegfall des Rechts auf Kreatürlichkeit auch unsere Konzepte von Menschenwürde und Autonomie. Sie verändern sich derart, dass sie keine prinzipiellen moralischen Hindernisse für Maßnahmen im Bereich des genetischen Konstruktivismus mehr darstellen.

Vielen Naturwissenschaftlern und Medizinern scheint das Letztere der heute im Wesentlichen richtige Weg zu sein - der Weg einer postmetaphysischen Ethik, die sich ganz auf den Utilitarismus stützt. Sie übersehen dabei gerne, dass dieser Weg nur solange begehbar ist, solange ihm alle zustimmen, egal, ob gutherzig oder aus Kalkül. Es ist der Weg für Gesellschaften, in denen die Starken nicht stark genug sind - oder sich nicht stark genug wähnen -, um ihre eigenen Interessen gegen die der anderen, der Schwachen, Dummen und Langsamen, durchzusetzen. Der Utilitarismus ist eine Diplomaten- und Schönwettermoral.

Man hört Dostojewskis Regel nur ungern, aber wahr ist sie trotzdem: Wenn wir uns nicht als Teil einer Schöpfung begreifen können oder wollen, sondern bloß als Teil einer transmoralischen Entfaltung des Lebens in einem wertindifferenten Universum, dann ist uns im Grunde alles erlaubt. Wir müssen nur mächtig genug sein, um das, was wir wollen, auch durchzusetzen.

Ein konsequenter Naturalist glaubt nicht an Menschenrechte, und schon gar nicht an Rechte, die in einer „unantastbaren Würde" des Menschen gründen.[4] Menschenwürde ist Metaphysik und daher Unsinn. Warum also sollten die Menschen - utopisch gesprochen - nicht über sich hinausgehen und Herrenmenschen züchten? Und warum sollten dann die Herrenmenschen nicht menschliche Kreaturen züchten, die keinen sehnlicheren Wunsch haben als den, ihren

---

[4] Vgl. Watson, loc. cit.

Herren (oder Frauchen) zu dienen? Kein Zweifel: In der würdelosen Welt ist die „Kreaturisierung“ aller sozialen Verhältnisse unter dem Bentham'schen Gesichtspunkt des „größten Glücks der größten Zahl“ der Weisheit letzter und zugleich ihr triumphaler Schluss.

Diskussion:

LIESSMANN: Ich möchte zu diesen drei Referaten jetzt einige Detailbemerkungen machen, obwohl das Detail eigentlich nicht Sache des Philosophen sein sollte.

Herr Körtner hat in seinem Referat nur beiläufig auf das Buch „Die Antiquiertheit des Menschen" von Günter Anders verwiesen. Ich halte Günter Anders bezüglich unserer Fragestellung für einen ganz entscheidenden Philosophen - vielleicht auch, weil ich ihn gegen seine eigene Intention lese. Er wollte ja nicht, dass der Mensch zu einer „antiquierten Existenz" verurteilt wird, aber er hat hellsichtig gesehen, wie die Entwicklung laufen wird - und zwar schon in den 50-er Jahren. Da möchte ich, Anders zitierend, auf ein paar Dinge hinweisen, die paradoxerweise als Argumente gegen Strasser verwendet werden könnten. Ich weiß nicht, woher dieses tiefe Vertrauen über die Perspektiven der moralischen Empfindungen der Menschen stammt. Es ist schon am Vormittag der Gedanke aufgekommen, dass Behinderte die Gendiagnostik als Akt der Diskriminierung gegen sich selbst betrachten würden - und nicht als Basis einer möglichen Verbesserung in Hinblick auf einer Vermeidung von Behinderung. Ich darf nur daran erinnern, dass behinderte Menschen gegenteilig empfinden können. Sie alle kennen die Gerichtsverfahren, wo Behinderte ihre Eltern geklagt haben, weil sie nicht abgetrieben worden sind. Erst vor wenigen Wochen hat der französische Gerichtshof sich gezwungen gesehen - überlegen Sie, was es bedeutet, dass ein europäisches Gericht sich gezwungen sieht! - festzustellen: Es gibt kein Recht auf Nicht-Leben; es gibt kein Recht auf Nicht-Geboren-worden-sein! Dieses Recht wurde jedenfalls von einem Behinderten eingeklagt. Es gibt offensichtlich moralische Empfindungen, die kontrovers zu diesen Perspektiven laufen, die wir hier unterstellen. Das Gleiche scheint mir zu sein - nun komme ich auf Anders zurück - bei dieser Frage mit der „Kreatürlichkeit".

Anders hat die These vertreten, dass moralische Empfindungen weniger von unseren metaphysischen (oder religiösen) Überzeugungen abhängen, sondern dass sie zunehmend vom technischen Universum geprägt werden. Das heißt: Seiner Ansicht nach - und das ist eine faszinierende These, die er im Jahr 1956 prognostizierte - werden die Menschen zunehmend darunter leiden, weil wir insgesamt in einer Gesellschaft der Machbarkeit leben, *nicht* gemacht worden zu sein! Das heißt: Die Menschen empfinden es als einen Makel, geboren und nicht gemacht worden zu sein. Denn das, woran wir alles messen, die Perfektibilität, die das hohe Ziel unserer Qualitätsprodukte ist, gewinnen wir aus den Bereichen, wo wir Dinge machen, herstellen, erzeugen, industriell produzieren. Es könnte sein, dass diese Entwicklungen auf viel weniger Widerstand stoßen, weil es nicht als Verlust von Autonomie, sondern als Befreiung und als „am Höhepunkt der Zeit zu sein" empfunden wird! (Ich sage das nur auf einer empirischen Basis - das ist kein Einwand gegen die metaphysischen Grundüberlegungen). Zu wissen: Ich bin nicht mehr in einer „besoffenen Nacht" gezeugt worden, ich bin nicht mehr halb zufällig, halb natürlich auf die Welt gekommen, sondern ich bin tatsächlich von intelligenten Menschen bewusst geplant, hergestellt und ausgestattet worden, mit dem Maximum, das damals eben möglich war. Ich weiß nicht, ob irgend jemand, der so gemacht worden wäre, wenn ich mir das so vorstelle, ob mich das in meiner Vorstellung von Autonomie verletzen würde. Genauso wenig, wie Habermas immer gesagt hat, es sind Menschen immer schon erzeugt, hergestellt worden, nicht weil man sie als Zweck an sich betrachtet hat, sondern weil man damit ganz bestimmte Zwecke verbunden hat. Jede Frau, die mit einem Aristokraten, der ohnehin unzählige Mätressen gehabt hat, zwangsverheiratet wurde zu dem einzigen Zweck, nämlich einen Thronfolger zu zeugen, wußte: Sie ist Mittel zum Zweck und der Thronfolger auch. Es werden pausenlos Verletzungen von Würde und Autonomie, die wir hier unterstellen, vorgenommen. Ich fürchte zukünftige Geschichtsschreiber der Menschheit - denn die Zeit, in der den Menschen diese Form von Autonomie und Würde zukam, war eine Epoche von 40 Jahren, sie dauerte von 1945 - 1985 - und das war es gewesen. Vorher nicht und nachher nicht.

STRASSER: Das ist eine bittere Prognose! Ich weiß nicht, ob Du gerne ins Kino gehst, ich tue es gerne. Daher weiß ich, dass es eine ganz lange Tradition ganz dunkler pessimistischer „Science-fiction"-Filme gibt, in denen immer dasselbe Motiv durchgearbeitet wird - nämlich, dass eine Generation von Menschen existiert, die von ihren Eltern oder sogar von Computern, die irgendwann einmal von irgendwelchen Menschen konstruiert wurden, erzeugt worden sind. Diese Filme stoßen tief in das kollektive Empfinden hinein und werden aus einem solchen heraus auch gemacht. Ansonsten würden sie sich nicht so gut verkaufen. Das zeigt, dass uns beim heutigen Standard des moralischen Empfindens graut vor einer solchen Option. Ob den Menschen zu allen Zeiten vor einer solchen Option grauen wird - das können wir nicht sagen, wir sind hier gewissermaßen blind, das würde ich zugestehen.

LIESSMANN: Was ich damit eigentlich zeigen wollten, abseits der empirischen Befindlichkeiten, auf die wir zusteuern, ist, dass ich es nicht plausibel finde und die biologische Diskussion noch nicht nachvollziehen kann, wieso die „Kreatürlichkeit" die Voraussetzung der Autonomie sein soll.
„Geburtlichkeit" ist etwas ganz anderes, da kommen wir in eine ganz andere Fragestellung hinein. Deshalb weiß ich nicht, ob die Vorstellung, dass die Autonomie nur in der Art und Weise, wie etwas entsteht, oder wie man eine Entstehung interpretiert, ob das tatsächlich schlüssig ist. Also ich sehe keine Grund, warum - um das stärkste Beispiel zu wählen -, aus welchen Motiven auch immer, sich jemand klonen lässt. Auch sonst gelten die Motive der Eltern nicht als Begründung dafür, dass irgendetwas mit der Würde der Eltern nicht

stimmt. Sogar, wenn sie das Kind gar nicht wollten. Zufallskinder, Väter lassen sich verleugnen oder die Eltern sind nicht bekannt (nach amerikanischem Modell: der Vater ist die Samenbank, die Mutter die Eizelle aus dem Internet und es gibt nur mehr die Leihmutter), ändert das nichts an der Würde des Wesens, das da auf die Welt kommt. Ich sehe nicht, wieso einem Klon, der den genetischen Code mit mir identisch hat, aber ansonsten natürlich ein vollkommen eigenständiger Mensch sein wird, wieso dem Würde und Autonomie abgesprochen werden soll, oder kann.

KÖRTNER: Das war nun auch theologisch. Ich fühle mich von Ihnen richtig verstanden. Ich bin aus Zeitgründen auf Günter Anders nicht näher eingegangen. Meines Erachtens ist das, was als „Gottebenbildlichkeit" ausgeführt wird - und das habe ich noch mal unterschieden von der „dignitas"; dies ist - ich glaube, es ist wichtig, hier noch mal die unterschiedlichen Wurzeln begriffsgeschichtlich sich klar zu machen - etwas, das, wenn es wahr ist, auch für den Klon gelten müsste. Also ich glaube, da sind wir uns einig, dass das Machen oder die Form des Gewordenseins das nicht direkt verhindern kann. Gleichwohl bleibt die Frage, ob eine bestimmte Verhaltensweise ein Ausdruck der Achtung oder der Missachtung ist. Die Frage wird dann für uns sein: Was erkennen wir an uns, was nötigt uns dann auch bei derartig hergestellten Menschen, auch ihnen die gleiche Anerkennung zukommen zu lassen? Dann verlagern wir das Problem nur noch mal, denn wir müssen dann noch mal fragen, was sind die Gründe für die Würde?

LIESSMANN: Nur noch abschließend eine Prognose, die ich nicht mehr verifizieren werden könne, weil ich so lange nicht leben werde. Ich gehe fast davon aus, dass sich das Problem umgekehrt stellen wird. Ich nehme an, dass gentechnisch verbesserten oder kontrollierten Menschen oder Klonen zukünftig mit mehr Würde und Achtung begegnet werden wird. Die noch natürlich Geborenen werden darum kämpfen müssen, weil sie als technologisch Rückständige ständig unter Rechtfertigungsdruck stehen, so wie heute Menschen sich rechtfertigen müssen, die sich weigern, Handy, Computer und Auto zu benutzen. Der steht ständig unter Rechtfertigungsdruck und kann nicht sagen: Also bitte, ich bin würdevoller, denn ich lebe so wie Menschen immer schon gelebt haben - der macht sich nur lächerlich. Ich nehme an, in 150 Jahren wird das - was die Herstellung von Menschen betrifft - genauso aussehen. Das nur als eine Prognose.

KÖRTNER: Was ist dann die „Würde", die wir anerkennen? Ist das dann der Respekt vor dem Produkt? Sozusagen mehr eine ästhetische Qualität, die ich dem entgegen bringe. Ist das eine ethische, ontologische ? Ist das eine Äquivokation?

STRASSER: Es gibt keine „Würde"! Liessmann sagt: „Würde" ist ein altüberkommener Begriff, der endlich beseitigt werden soll! Fast hätte ich gesagt, beseitigt werden sollte, da Du so optimistisch über die Zukunft redest. Jedenfalls ist „Würde" für Liessmann ein altüberkommener Begriff, der zwar in bestimmten institutionellen Kontexten noch normativ stabilisiert werden kann, aber insgesamt in seiner metaphysisch fundierten Weise nicht mehr wirklich in die kommenden Zeiten passen wird.

LIESSMANN: Vollkommen richtig! Ich würde „Würde" tatsächlich so interpretieren, wie es Kant vorgelegt hat. Die Möglichkeit, Menschenwürde zu erkennen, gründet in der Autonomie des Menschen - und die wiederum in seiner Teilhabe am „Reich der Vernunft". Nur, Kant selber hat schon Fälle durchkonstruiert, dass Wesen am „Reich der Vernunft" teilnehmen, die nicht Menschen sind, denen aber dennoch „Würde“ zukommt. Also etwa Wesen von anderen Planeten - oder heute wird man sagen: Maschinen, werden irgendwann mal am „Reich der Vernunft“ teilhaben; dann stellt sich das Problem der „Maschinenwürde“. Das heißt, ich halte das sogar für höchst aktuell. Das Einzige, das ich bezweifelt habe, ist, dass wir diesen Begriff des Menschen und die Achtung vor der „Würde des Menschen“ - die ganz wichtig ist! -, dass wir diese argumentativ verknüpfen mit der Art, wie Menschen entstehen und zur Welt kommen. Das war der Punkt!

STRASSER: Dass die „Würde des Menschen“ verletzt wird, heißt ja nicht, dass er keine hat - das verwechselst Du ständig. Du gehst immer davon aus, dass ich davon ausgegangen wäre: Leute, die geklont oder sonst irgendwie künstlich hergestellt werden, hätten damit keine „Würde“ mehr.
Das hängt davon ab, ob man dieser Idee, dass - falls sich Menschen als Geschöpfe begreifen müssen - sie sich dann legitimerweise als Geschöpfe entweder Gottes oder einer vergleichbaren Autorität begreifen werden können. Ob man dieser Idee noch nahetreten kann oder nicht. Wenn man sagt, das wollen wir nicht, das geht nicht, das brauchen wir nicht - dann ist das Konzept hinfällig. Deshalb habe ich dies als „regulative Idee“ definiert: Falls wir dieses Konzept noch haben. Den ganzen Vormittag habe ich gedacht, wir hätten noch viel stärkere Konzepte. Ich dachte eigentlich, dass ich ein weniger starkes vorschlage. Aber wenn ich jetzt recht verstehe, sollte man dieses Konzept aufgeben, denn es ist viel zu stark! Wir haben keinen Konsens!

WUKETITS: Ich kann mich nur anschließen: Ich meine natürlich auch, dass die Herkunft oder die Art und Weise, wie der Mensch entsteht, nicht unbedingt mit seiner „Würde“ verknüpft ist. Ich fühle mich nicht in meiner Würde verletzt, obwohl ich weiß, dass meine ganze Spezies von affenartigen Vorfahren abstammt. Ich vermute sogar, dass vielen Menschen dieser Umstand ziemlich gleichgültig ist, ob sie affenartige oder braunbärartige oder was auch immer Vorfahren hatten. Aber das nur als Randbemerkung.

Was ich bei Ihnen, Herr Strasser, anfragen möchte: Ich habe den Eindruck, dass Sie etwas Angst vor dem Naturalismus haben. Ich habe leider den Vortrag von Herrn Wetz nicht hören können und kann so nicht sagen, was da vorher schon kontrovers ausgetragen wurde. Aber mich erinnert das ein wenig an die Haltung von Thomas Huxley, den berühmten Mitstreiter Darwins, der sich selbst als „Darwins Bulldogge“ bezeichnet hat. Der meinte, unsere Ethik habe die Aufgabe, unsere Natur bzw. die Evolution zu bekämpfen. Was insoweit ziemlich interessant ist, weil eine solche Behauptung impliziert, dass unsere Natur oder alles, was aus unserer Evolution kommt, etwas Schlechtes und Böses sei, so dass wir es bekämpfen müssen. Ich sehe das nicht so: Ein bestimmtes Menschenbild in der Anthropologie, das es ja gab im 20. Jahrhundert, also der Mensch der geborene Mörder, usw.. Das ist sicher nicht der Fall und das wird heute auch keiner mehr unterschreiben. Wenn Sie so wollen, können wir sagen, dass wir von Natur aus weder gut noch böse sind. Wir haben bestimmte Kriterien für richtiges und falsches Verhalten. Wir können dann darüber diskutieren, welche. Aber beide Anlagen stecken in uns und es hängt von uns ab, was wir daraus machen. Vor dem Naturalismus müsste man sich nicht so fürchten, wie Sie das gewissermaßen nahelegen.

Übrigens ist es richtig - da Sie auf das Interview mit Watson kurz hingewiesen haben -, es gibt eine Untersuchung aus den USA, die einige Jahre zurückliegt, wonach, wenn ich mich recht erinnere, nur vier Prozent der Biologen sich als „gläubig“ im weitesten Sinne - oder als „religiös“ - bezeichnen würden. Bei Physikern schaut es aus unterschiedlichen Gründen wahrscheinlich ganz anders aus. Soviel nur als kurze Nachbemerkung.

HONNEFELDER: Ich bin Herrn Wetz für die pointierten Thesen, die er vorgetragen hat, ausgesprochen dankbar, weil sie Gelegenheit geben, die Leitfrage des Symposiums nochmals zu verdeutlichen. Da ich ihn schon lange kenne, darf ich das in sehr pointierter Form tun. Vier Bemerkungen:

Erstens: Ich glaube, die von Ihnen vorgetragene Lösung *ist* das eigentliche Problem: Sie setzen einem „Naturalismus" einen „Kulturalismus" unvermittelt entgegen, der ebenso schlecht begründet ist wie der „Naturalismus", wenn wir die methodologisch berechtigten Differenzierungen ausgeblendet lassen. Sie begründen den „Kulturalismus" in der schwächsten aller denkbaren Formen - nämlich funktionalistisch. Das ist die These von den Geisteswissenschaften als „Kompensation" der Naturwissenschaften. Ich halte diese These für schlecht begründet, nämlich bloß „funktionalistisch". Zweitens halte ich sie für ruinös, denn sie ist jederzeit ersetzbar durch stärkere Funktionalismen. Insofern ist Sloterdijk hier ganz konsequent, wenn er am Schluss an die Stelle der kompensatorischen Funktion der Geisteswissenschaften die Gentechnik setzt. Ich glaube, in der gegenwärtig oft zitierten These von den Geisteswissenschaften als „Kompensation" der Naturwissenschaften liegt der eigentliche Grund für die Ratlosigkeit und Gesprächsunfähigkeit der Geisteswissenschaften im Umgang mit den Fragen, die von den Biowissenschaften und der Bioethik zur Zeit gestellt werden.

Es ist festzustellen - Habermas hat den jüngsten Beleg dafür geliefert -, dass die Biowissenschaften und die Bioethik mit den Zusammenhängen, die sie aufdecken, viele der modernen Ansätze an ihre Grenzen führen. So eine rein formal gefasste Ethik - und das hat Habermas mit seinem Rekurs auf die „Gattungsnatur" in Bezug auf seinen eigenen ethischen Ansatz eingeräumt -, das könnte man für die Prinzipienethik noch mal auf andere Art zeigen, und das ist, glaube ich, auch das relative Recht des „Naturalismus" einer Geisteswissenschaft gegenüber, die sich, in methodologisch strikter Trennung dem Naturalismus ein Reich überlassend, auf Kompensation beschränkt. Einen solchen Gesprächspartner muss ich nicht ernstnehmen, von dem kann ich nichts erwarten, den lasse ich einfach agieren in kulturellen Freiräumen. Das ist Volksbelustigung ohne höhere Weihen. Die eigentliche Herausforderung besteht darin, dass wir über die methodologischen Grenzen hinweg Fragen aufnehmen, die durch die Naturwissenschaften gestellt werden und die nicht einfach „kompensatorisch“ beantwortet werden.

Zweitens: Dass die Menschenwürde metaphysisch begründet sei, halte ich für ein Märchen. Ich kann mir das nur erklären durch zu starke Lektüre schlechter Metaphysik. Wenn wir die Ursprünge wirklich verfolgen - ob Aristoteles oder Kant - dann ist es die wechselseitige Wahrnehmung der Menschen als zurechnungsfähiger Subjekte, die sie zu der Annahme führt, dass der Mensch mit Vernunft und freiem Willen begabt ist. Und das wiederum lässt die Schlussfolgerung zu, der Mensch sei neben dem „homo phaenomenon“ auch noch ein „homo noumenon“. Und nicht umgekehrt!

Drittens: Dass die „Würde“ sich aus Leiderfahrungen speist, ist sehr richtig. Ohne die Erfahrung der Folter würden wir die Unverletzlichkeit der Würde nicht als ein so hohes Gut betrachten. Aber die Bedürftigkeit ist doch keine Antwort auf die Frage, „was der Mensch ist“? Von Jürgen Moltmann stammt das schöne Gedankenexperiment, was denn eigentlich wäre, wenn alle Bedürfnisse des Menschen erfüllt wären? Wenn alle Not gelindert wäre, alle Krankheiten geheilt wären, wenn alles das geschehen wäre - was ist der Mensch denn dann? Ich glaube, erst dann, wenn wir darauf eine Antwort geben können, haben wir eine Antwort auf die Frage, „was der Mensch ist?“. Das macht die Not nicht kleiner und in gewissem Sinne setzen Sie das auch mit dem Begriff des „Bedürfnisses“ voraus. Denn es ist doch nur dann ein Bedürfnis da, wenn die Bestimmung eine ganz andere ist, der gegenüber derzeit ein Defizit besteht. Ich denke, dass man an diese „Bestimmung des Menschen“ anknüpfen muss. Wir

müssen auch diese Bedingung wechselseitig unterstellen als interagierende, miteinander sprechende und uns wechselseitig anerkennende Lebewesen.
Viertens: „Würde“ als „Leistungsbegriff“ halte ich schlechthin für einen „Unbegriff“. Die Grundintention der Menschenrechte ist gerade die Anerkennung unabhängig von Leistung - und sogar unabhängig von der Frage, ob ich in der Lage bin, die Aufgegebenheit wahrzunehmen oder nicht. Ich sehe hier eine Verwechslung von Zuerkennung und Anerkennung. Und Anerkennung beruht *immer* darauf, dass das Anzuerkennende einen „intrinsischen“ Wert hat. Wenn die *„extrinsische“* Wertzuschreibung einen Wert haben soll, dann ist sie immer abhängig von Entscheidungsakten. Ich weiß nicht, wie man von „Menschenwürde“ anders reden soll als im Sinne eines „intrinsischen“ Werts, der aber freilich grenzbegrifflich gefasst werden muss und nicht verwechselt werden darf mit dem Begriff „gelingender Existenz“, oder der „eudaimonia“ oder ähnlichem. Die Achtung ist Folge und nicht Ursache einer wechselseitigen Anerkennung der Würde. Wenn ich mir vorstelle, ich wäre abhängig von der „benevolentia“ meiner Mitsubjekte - um Gottes Willen! Dann weiß ich aber erst zu schätzen, was die Aufklärung besagt, wenn sie genau diesen Anspruch, der mit der Unverletzlichkeit der Würde artikuliert ist, nicht von „benevolentia“ abhängig sein lässt, sondern zum Rechtsanspruch macht.
Kurzum, ich glaube wir müssen in ein anderes Gespräch mit den Naturwissenschaften eintreten, das nimmt dann dem falschen „Naturalismus“ ein relatives Recht. Das ist außerordentlich schwierig, da hier methodologische Differenzen im Gespräch zugleich respektiert *und* überwunden werden müssen. Aber nur eine solche Bezugnahme kann in der Frage nach dem Menschen weiterführen - denn der Mensch ist eben das, was wir ihn ständig erfahren, nämlich ein empirisches Wesen mit spürbaren Bedürfnissen und zugleich das im Anderen anerkannte Subjekt. Er ist immer Gegenstand der „Beobachtungsperspektive“ wie auch das, was ich aus der „Teilnehmerperspektive“ erfahre. Aber das ist kein

Grund für eine Dichotomie von Naturalismus und „Kulturalismus". Ich halte die „Würde"-Bestimmung für massiv unterbestimmt.

WETZ: Zum ersten Punkt: Sie fordern Antworten auf Fragen, die ich so gar nicht gestellt habe, darum ist es problematisch, mir falsche Antworten vorzuwerfen. Mir ging es nämlich gar nicht um eine Begründung des Naturalismus. Ausgangpunkt meiner Überlegungen war lediglich die Frage: Angenommen, der Naturalismus in seiner härtesten Ausprägung hätte recht - was folgt daraus für unser praktisches Leben? Die Pointe meiner Ausführungen lag in der Feststellung, dass die Entwertung des Menschen zu einem ohnmächtigen Anhängsel anonymer Naturprozesse keineswegs eine Entlastung des Einzelnen von der „Sorge um sich" bedeutete. Denn auch dann müsste jeder von uns sein Leben selbst führen und sich mit anderen darüber verständigen, welche Werte aus welchen guten Gründen als verbindlich angesehen werden sollten.
Zum zweiten Punkt: Natürlich ist die Würde als „intrinsische" Eigenschaft ein metaphysischer Begriff, der so erstmals, nebenbei bemerkt, nicht bei Aristoteles, sondern bei Cicero vorkommt. Hier finden wir zum ersten Mal der Sache nach die Unterscheidung zwischen der „Würde" als metaphysischem Wesensmerkmal und der „Würde" als ethischem Gestaltungsauftrag. - Was Kant betrifft: Seiner Meinung nach besitzt der Mensch nur als ein der Natur enthobenes Vernunftwesen besondere Würde. Allerdings ist diese Herausgehobenheit des Menschen angesichts der Ergebnisse der modernen Kosmologie, Evolutionstheorie, Molekulargenetik und Neurophysiologie heute nicht nur äußerst zweifelhaft; es ist auch nicht einzusehen, warum Vernunftbesitz und Freiheit als solche bereits einen absoluten Wert darstellen; hierfür fehlt jede stichhaltige Begründung. Es mag zwar zutreffen, dass bei Kant der Weg von der „Wahrnehmung der Zurechnungsfähigkeit" über „Vernunft" zum „Homo noumenon" verläuft, nur folgt das Eine nicht aus dem Anderen; das sind viel zu starke Hypo-

thesen, die ungedeckten Wechseln gleichen. Davon abgesehen ist „wahrgenommene Zurechnungsfähigkeit" noch nicht „bewiesene Zurechnungsfähigkeit", was erst dann der Fall wäre, wenn es tatsächlich „Vernunft" und „Homo noumenon" gäbe, womit aber vorausgesetzt würde, was allererst bewiesen werden sollte.

Zum Dritten: Unbestritten ist das so. Dennoch verstehe ich nicht, warum es unzulässig sein soll, den beunruhigten, stets gefährdeten Menschen, dessen Dasein mühsam, notvoll und des Gelingens niemals sicher ist, zum Ausgangpunkt einer „Philosophie der Würde" zu machen.

Zum Vierten: Da wir uns auf das Wohlwollen unserer Mitmenschen nicht verlassen können, brauchen wir ein intaktes Rechtssystem. In diesem Punkt herrscht absolute Übereinstimmung. Aber selbstverständlich lässt sich die „Würde" als „Leistungsbegriff" auffassen, wie schon Friedrich Schiller eindrucksvoll zeigte: „Die Würde des Menschen. Nichts mehr davon. Zu essen gebt ihm, zu wohnen. Habt Ihr die Blöße bedeckt, gibt sich die Würde von selbst."

HONNEFELDER: Es kommt doch nicht auf das Auftreten von Worten in der Definition an, sondern auf die Begründungslogik. Die Begründung bei Cicero ist völlig klar: Sie besteht nicht darin, dass er sich ein metaphysisches Wesen angeschaut hat und daraus nun folgert, kraft dieses Wesens eignet dem Menschen eine „dignitas", sondern dass er den Anerkennungsverhältnissen im Umgang mit den Menschen untereinander entnommen hat, dass es neben der „dignitas", die qua gesellschaftlicher Hierarchie und gesellschaftlicher Wertzuschreibung besteht, noch einen davon unterschiedenen Sinn von „dignitas" gibt. Und von dieser „dignitas" sagt er, sie ist in nichts anderem festzumachen als darin, dass der Mensch die „menschliche Natur" besitzt.

Bei Thomas von Aquin steht im Prolog zur „Prima Secundae" (in seiner „Summa theologica"): Weil der Mensch das Wesen ist, das sich selbst aufgegeben ist („principium suorum operum") und weil es Vernunft und freien Willen hat, deshalb ist es „imago dei" („Ebenbild Gottes") - und nicht umgekehrt! Die ganzen Definitionen, die Sie immer begründungslogisch als Ausgangspunkt nehmen - und das ist ein Zerrbild der Metaphysik -, das sind in Wirklichkeit metaphysische Schlussfolgerungen, die ich aus praktischen Anerkennungsverhältnissen und Wahrnehmungsverhältnissen entnehmen kann. Das Andere ist doch ein platter Platonismus, für den Sie kaum ernsthafte Belege finden. Diese wechselseitigen praktischen Anerkennungsverhältnisse - das ist doch immer noch das, woran wir uns zu halten haben - woran denn sonst?

Dann die Rede von den „Bedürfnissen": Um ein „Bedürfnis" wahrzunehmen und an einem Anderen wahrzunehmen, dafür muss ich längst ein fundamentales Werturteil getroffen haben, nämlich dass mir die Bedürfnisse des Anderen genauso viel wert sind wie die eigenen - und das kann ich nur dann, wenn ich ihn anerkenne als ein Wesen, das von gleicher Natur ist wie ich - nämlich, das ebenso ein Leben zu führen wünscht wie ich es zu führen wünsche. Ich weiß nicht, wie Sie ohne dieses fundamentale praktische Urteil - das finden Sie im übrigen auch bei Nußbaum und allen anderen herangezogenen Autoren - auskommen. Sonst müssen Sie „funktionalistisch" das Kaninchen aus dem Hut zaubern. Alles, was Sie angeführt haben, gewinnt seinen Wert begründungslogisch unter einer bestimmten Voraussetzung. Und die besteht nicht in Urteilen der theoretischen Metaphysik, noch nicht einmal in Aussagen der Dogmatik. Sondern Aussagen der Dogmatik und bestimmte Aussagen der theoretischen Metaphysik sind nachträgliche Deutungsprodukte von praktischen Erfahrungen und wechselseitige Anerkennungsakte. Ich halte das mit der „Würde" als Wesensprädikat für ein Phantom. Die ganzen Definitionen, die Sie genannt haben, mit „imago" und „natura" - die besagen das auch bei näherem Zusehen gar nicht! Natürlich komme ich dann zu der Kurzformel, wie Cicero. Wenn ich wechselseitig festgestellt habe, dass es neben der „Würde“, die gesellschaftlich zugeschrieben ist, auch noch eine „Würde“ gibt, die dem Menschen *als Menschen* zukommt - ja, wie soll ich denn das anders ausdrücken als „dignitas sua natura“? Aber daraus ist doch nicht abzuleiten, dass Cicero sich da in seiner Kammer das „metaphysische Wesen“ des Menschen vorgestellt hat und gesagt hat, nun muss ich diesem Wesen „Würde“ zuschreiben!

WETZ: Um es noch einmal zu sagen: Selbst wenn es so wäre, dass die „Würde“ als „intrinsische“ Eigenschaft begründungslogisch auf metaphysischen Schlussfolgerungen beruhte, denen praktische Anerkennungs- und Wahrnehmungsverhältnisse zugrunde lägen, so blieben die Schlussfolgerungen dennoch überaus fragwürdig, weil „zu viel“ aus ihnen abgeleitet wird.

HONNEFELDER: Da ist genau das Problem: In der Antizipation ein Kriterium zu brauchen, wie weit das Anerkennungsverhältnis reichen soll.

STRASSER: Ich möchte nur ein Wort ad hoc dazu sagen: Auch wenn ich Ihnen alles zugestehe, Herr Wetz, was ich gerne tun möchte - über eine Geschichte kommen wir nicht hinweg, das ist überhaupt der neuralgische Punkt: Das ist die Frage: Gibt es „intrinsische“ Werte, ja oder nein? Wenn der Naturalist sagt, es gibt überhaupt keine „intrinsischen“ Werte - dann weiß ich nicht, wie er an irgendeinem Punkt zu irgendeiner Moral kommen will. Man kann natürlich bescheiden sein und sagen, unsere „intrinsischen“ Werte sind ganz schlicht und ganz einfach. Nun ist Herr Wuketits gerade draußen, aber vielleicht würde er in seiner Form des Naturalismus mitgehen, indem er sagt: Gut, wir sind empfindsame Wesen und Glück „an sich“, das niemandem schadet, ist ein „intrinsischer Wert“. Warum? Weil jeder, der schon einmal so etwas empfunden hat, weiß, dass es gut ist. Wenn Sie das auch nicht zugeben wollen, wenn Sie nicht einmal diese Schmalspurversion „intrinsischer“ Werte akzeptieren, dann weiß ich buchstäblich nicht, wie man aus dem Naturalismus heraus - der sich darstellt als einen Menge von empirischen Aussagen, die wahr oder falsch, aber wertindifferent sind - jemals zu irgendeinem Werturteil kommen soll. Dann sind nämlich selbst die Dezisionen, die wir machen, indem wir sagen, dies soll sein oder das soll sein, zwar zu verstehen als performative Akte - sie haben dann aber keinerlei Gültigkeit für den anderen, der sie nicht für gültig erachten will. Ich sehe also nicht, wie Sie das mit der Begründung in den Naturalismus einfädeln können, wenn Sie sich jeder Schmalspurversion „intrinsischer“ Werte verweigern.

LIESSMANN: Ich wollte nur einen Satz einwerfen zu den „intrinsischen“ Werten und der Würde des Menschen. Wenn ich mich richtig erinnere, hat Kant die „Würde“ des Menschen in Opposition zum „Wert“ gesetzt. Das heißt: Dinge, die Mittel für uns sind, haben einen Wert, der Mensch als Selbstzweck hat „Würde“. Das heißt, es ist keine Eigenschaft, auch keine „intrinsische“. Es ist eine ganz andere Form von Bestimmung und Zuschreibung. Ich glaube, wir haben uns hier etwas verrannt mit diesem Begriff des „Werts“. Deshalb kann ich ihn auch nicht empirisch beobachten. Die einzigen Werte, die ich habe, sind meine Blutwerte. Dass ich Menschen „Würde“ zuschreibe oder zuerkenne, erfolgt einerseits aus dem Anspruch auf „Selbstzweckhaftigkeit“, und auf der anderen Seite - aber nun weiß ich nicht, wie ich mein Argument zwischen den Positionen positionieren kann -: Auch wenn ich dekretiere, dass Menschen „Würde“ zukommt, wird mir das nicht helfen, wenn diese „Würde“ politisch nicht erkämpft wird - ich sage das so „martialisch“. Es ist nirgendwo die Anerkennung von Menschenwürde einfach so passiert, sie musste immer erkämpft werden. Es hat mal ein berühmtes Lied gegeben, das mit dem Refrain geendet hat: „...erkämpft das Menschenrecht".

LANGTHALER: Ich hätte auch ein paar kritische Anfragen an Herrn Wetz. Die erste Anfrage in gewissem Anschluß an Liessmann: Ich halte es auch für missverständlich, Herr Wetz, wenn Sie die Würde als „Gestaltungsauftrag" einem angeblichen metaphysischen „Würde"-Begriff gegenüberstellen, wo die Würde also angeblich verstanden wird als „angeboren" und als „Eigenschaft". Auch in der ganzen transzendentalphilosophischen Tradition war „Würde" eher im Sinne einer transzendentalen Bestimmung verstanden, die sich aller empirischen und deskriptiven Zugangsweise entziehen muss.
Ich möchte meinen Einwand gegen Sie, Herr Wetz, anhand eines Zitates aus ihrem Referat noch zuschärfen: Der erste Satz auf Seite zwei (Absatz zwei) lautet: „Es kann nicht ausgeschlossen werden, dass das bewusste menschliche Leben eine ohnmächtige Begleiterscheinung subjektloser Naturprozesse in einem anonymen Spiel blinder Naturkräfte ist". Im darauffolgenden Satz ist dann auch noch von einer „theoretischen Erkenntnis" die Rede, die diese Behauptung bedeuten soll. Da kann ich nur sagen: Immerhin! So nebensächlich oder - wie Sie es formulieren - „ohnmächtig" ist diese „Begleiterscheinung" offenbar doch schon deshalb nicht, weil man sagen kann, dass sich in dieser Äußerung offenkundig so etwas wie eine kräftig desillusionierende Erfahrung der eigenen „Unwichtigkeit" artikuliert, die freilich eine Erfahrung der eigenen Unfähigkeit ist; eine solche Erfahrung bzw. jene „theoretische Erkenntnis" setzt aber doch selbst schon einmal voraus, dass der Mensch noch etwas anderes ist als bloß ein Stück empirischer Natur, um sich selbst in solcher Unwichtigkeit erst einmal begreifen zu können. Das heißt: Es ist darin eine Selbstrelativierung des Menschen angesprochen, die ohne Zweifel dem Menschen nur insofern zukommt, als er anderes - d.h. eben: mehr - als ein bloßes Stück Objekt ist. Er könnte sich

ja in dieser Weise - und mit dem darin implizierten Geltungsanspruch - gar nicht selbst relativieren, ohne eben zugleich „Subjekt“ zu sein! Die von Herrn Honnefelder vorhin erwähnte Differenz zwischen „Beobachter“- und „Teilnehmerperspektive“ zielte ja in gewisser Hinsicht ebenfalls in solche Richtung.
Hier kann ich auch an Herrn Strasser anknüpfen. Diese von Herrn Wetz unternommene Selbstrelativierung äußert offenbar einen Wahrheitsanspruch, der wenigstens in der Differenz von „wahr oder falsch“, „gültig oder nicht gültig“, steht und ohnedem ja gar nicht verstanden werden könnte. Dieser damit erhobene Geltungsanspruch ist offenbar selbst nicht etwas Empirisches, sondern konstitutiv für dasjenige, was in einer transzendentalphilosophischen Tradition „Subjektivität“ heißt. Das heißt: „Subjektivität“ ist primär erst einmal zu bestimmen als Grund bzw. Prinzip der „Geltungsdifferenz“ von „wahr und falsch“ - und im weiteren dann schließlich auch im Sinne der Differenz von „Sein und Sollen“ - und verweist so auf die prinzipielle Differenz des Menschen als „Subjekt“ und „Objekt“ der wissenschaftlichen Erkenntnis.
Sie sprechen im nächsten Satz (im Skript) von einer „theoretischen Erkenntnis“, die auf jene „naturalistisch“ begründete Selbstrelativierung abzielt. Eben auch diese theoretische Erkenntnis ist - eben als eine solche - selbst etwas anderes als ein bloß physikalisch bestimmbarer Geschehensablauf. Auch sie impliziert jenen Geltungsanspruch, der für „Subjektivität“ konstitutiv ist, und eben dies lässt sich meines Erachtens naturalistisch nicht angemessen, d.h. unverkürzt, ins Blickfeld bringen.
Drittens haben Sie das Phänomen (ich weiß nicht, ob „Phänomen“ hier die richtige Kennzeichnung ist) der „Scham“ angesprochen und haben diese in der Polarität zwischen Erfahrung der Unzulänglichkeit, Hilflosigkeit und Selbstliebe verortet. Ich meine, wenn man „Scham“ nicht in einer reduktionistischen - etwa bloß psychologisierenden, oder gar „naturalisierenden“ - Weise verkürzt, dann ist auch für eine anthropologisch zureichende Kennzeichnung der Scham dieser

vorhin erwähnte „Subjektcharakter" gerade schon vorausgesetzt. Denken Sie etwa an die Kennzeichnung der „Scham" beim jungen Hegel im Kontext der Thematik von „Liebe und Individualität" - Themen, die im Sinne eines konsequenten Naturalismus doch gar nicht einmal in Sicht zu bringen sind. Es ist dort „das Zürnen der Liebe über ihre eigene Unvollkommenheit" (und damit ist eben nicht nur ein bloßes „Gefühl" gemeint), und auch hierfür ist genau jener „Subjekt"-Charakter geltend zu machen, den Sie - wiederum als Konstitutivum dessen, was „praktische Subjektivität" ist - in Ihrer naturalistischen Perspektive überhaupt gar nicht thematisieren können.

WETZ: Zunächst zu Herrn Langthaler. Ich bin selbst dem Naturalismus gegenüber misstrauisch, aber auch gegen mein Misstrauen dem Naturalismus gegenüber, der mich gefühlsmäßig abstößt. Aus diesem Grund machte ich ihn, über alle methodologischen Bedenken hinweg, einmal stark, um zu prüfen, ob - wenn wir nichts weiter als schmalnasige Säugetiere mit übergewichtigem Kopf sind - ein wertbezogenes, würdevolles Leben noch möglich bleibt. Das war die quälende Frage, die mich umtrieb. Dabei ging mir auf, dass selbst wenn es „Würde" an sich nicht gibt, die Rede von menschenwürdigen Verhältnissen dennoch sinnvoll bleibt; selbst wenn es Freiheit an sich nicht gibt, es ein Unterschied ist, ob man sein Dasein im Gefängnis verbringt oder auf freiem Boden, in einer totalen Diktatur lebt oder einer liberalen Demokratie. Damit sind die Unebenheiten und Widersprüche des Naturalismus nicht beseitigt, die ich selbst in einem Aufsatz „Die Naturalisierung der Kultur. Ein unvollendbares Projekt" (Neue Rundschaft (1999) Heft 3) herausgearbeitet habe, aber um diese ging es mir hier auch nicht.

Jetzt zu Herrn Strasser: Um Werte zu stiften und ihnen Verbindlichkeit verleihen zu können, bedarf es - vereinfacht gesprochen - bloß fünferlei: Erstens, der

Selbsterkenntnis des Einzelnen als eines endlichen, verwundbaren, leidensfähigen Wesens mit starkem Erhaltungs-, Entwicklungs- und Entfaltungsdrang, das als solches an einem Leben ohne Hunger, Not, Unterdrückung usw. interessiert ist; zweitens der selbstdistanzierenden Erkenntnis, die einen Schritt des Einzelnen zur Seite voraussetzt, dass auch andere an einem Leben ohne Not und Unterdrückung interessiert sind und die eigenen Interessen nicht deshalb mehr wiegen als deren Interessen, nur weil sie die eigenen sind. Aus dieser Erkenntnis der allgemein-menschlichen Situation ergeben sich, drittens, geradezu zwangsläufig ethische Grundsätze, deren Nachvollziehbarkeit und Bereitschaft zur Verwirklichung - viertens - aber zu einem erheblichen Teil von menschlichem Wohlwollen abhängt. Da man sich hierauf allerdings nicht verlassen kann, ist schließlich, fünftens, eine rechtliche Absicherung dieser existenziell-ethischen Grundansprüche unverzichtbar.

LANGTHALER: Auch das von Ihnen eingeräumte Mißtrauen gegen den „Naturalismus“ können Sie, wenn es denn sinn- und ernsthaft sein soll, überhaupt nur artikulieren unter dem impliziten Anspruch eines Moments von „Unbedingtheit“, das sich keinesfalls lediglich allein von theologischen Prämissen her, sondern philosophisch aufweisen lässt. Das, glaube ich, können Sie innerhalb Ihres Naturalismus gar nicht angemessen zur Geltung bringen. Dieser „Subjekt-Charakter“ menschlichen Daseins lässt sich, ohne theologische Absicherungen, stringent philosophisch aufweisen und bedeutet deshalb auch keinen Rückfall in schlechte Metaphysik.

WETZ: Grundsätzlich stimme ich Ihnen zu, bezweifle aber, dass wir tatsächlich den Begriff des Unbedingten benötigen.

STRASSER: Dann sind Sie gar kein Naturalist!

WETZ: Ich bin insofern ein Naturalist, als ich nicht an „Werte an sich" und an „religiöse Wahrheiten" glaube. Für mich ist die raumzeitliche Wirklichkeit bereits alles, was es gibt, und alles darüber hinaus halte ich für eine mehr oder weniger gelungene Setzung, manches auch für sinnlose Erdichtung.

MIETH: Ich will mich an der allgemeinen Diskussion mit Herrn Wetz nicht beteiligen, sondern zwei andere Sachen einbringen.
Das Eine ist eine Bemerkung zu Herrn Strasser wegen des „slippery-slope"-Arguments. Ich bin der Meinung, dass dieses Argument nur dann auftaucht, wenn derjenige, der es gebraucht, die erste Handlung der Kette schon für falsch hält. Das „slippery-slope"-Argument taucht in folgender Konstellation auf: Ich halte etwas für falsch, dann kommt ein Anderer, der sagt zu mir, mach mit mir ruhig das Falsche, ich sorge auch dafür, dass das nächste Falsche nicht passiert. Dann ist das „slippery-slope"-Argument misstrauisch und zwar aus Erfahrung. So denke ich, läuft im Allgemeinen die „slippery-slope"-Argumentation psychologisch ab.

STRASSER: Der erste Schritt ist noch in Ordnung, er ist noch nicht zu viel. Lieber Gesetzgeber, den ersten Schritt darfst du noch tun oder dürftest du noch tun. Aber für den Fall, dass du ihn tun würdest - wo ich dir zustimmen würde, wenn es bloß bei diesem Schritt bliebe -, dann würden die anderen Schritte folgen und die wären mir dann schon zu viel. Für den Gesetzgeber ist immer das Problem, wieso die anderen Schritte zwangsläufig folgen müssen, wenn er den ersten Schritt tut. Also das „slippery-slope"-Argument funktioniert nur dann - so war mein Argument - wenn man zeigen kann, dass für den Fall, dass der Gesetzgeber in einem Punkt liberalisiert, er die Dinge nicht mehr in der Hand hat.
MIETH: Nein, nein. Ich sehe das „slippery-slope"-Argument schon anders. Ich sehe es schon so, dass bereits die erste Handlung mindestens unter Verdacht

steht und dass dieser Verdacht sich verstärkt aus den Folgen heraus. Aber es ist schon ein deontologisches Argument bei der ersten Handlung gegeben und man versucht dann ein zusätzliches, möglicherweise rhetorisches, „teleologisches Argument“ einzuführen - und zwar kann sich das nur aus der Erfahrung heraus bewähren. Denn ich kann ja nicht aus dem Nullpunkt voraussagen, was später mal passieren wird. Ich habe aber die Erfahrung, wie sich die Dinge bisher entwickelt haben. Mit dieser Erfahrung argumentiere ich, es wird eine Folge haben, die möglicherweise mehr ist als das, was jetzt in einem eingegrenzten Sinne beabsichtigt ist. Das ist ein Erfahrungsargument und kein Voraussage-Argument. Oder es ist ein Voraussage-Argument, das gute Argumente aus der Erfahrung haben muss, denn sonst hat es aus meiner Sicht keinerlei Bedeutung. Das dazu.

Ich habe noch eine andere Sache, die ich mit Herrn Körtner kurz angehen möchte. Herr Körtner hat gesagt, dass man „Würde“ nicht aus dem bloßen Dasein ableiten darf. Herr Körtner, würden Sie dem auch noch zustimmen, wenn man sagt, man leitet „die Würde“ aus dem menschlichen Dasein ab? Das heißt: Man torpediert in gewisser Weise das menschliche Dasein. Würden Sie dann immer noch sagen, man bedarf dazu - theologisch gesprochen - einer christologischen Spezifizierung. und würde dies, wenn man das nun wirklich vertreten würde, nicht dazu führen, dass man dann in gewisser Weise in die Dialektik von „Erwählung und Verwerfung“ kommt, heilstheologisch gesprochen. Soweit meine Anfrage, ich würde das gerne noch etwas klarer sehen als ich das vorher bei Ihnen verstanden habe.

KÖRTNER: Ich habe gesagt, dass es mir darum geht, dass jetzt in der reformatorischen Tradition der schöpfungstheologische Zugang, der die Ausgangsbasis ist, seinerseits noch mal als begründungsbedürftig gesehen wird, und dass das dort eine eschatologische Perspektive hat, weil diese „Würde“ nicht immer theologisch argumentiert wurde. Es ging um die Gottebenbildlichkeit des Menschen. Da ist dann das Problem einer Sündenlehre, wo immer die Frage ist, wie weit diese Ebenbildlichkeit noch erhalten ist oder nicht. Inwieweit lässt sich eine „formale Gottebenbildlichkeit", die erhalten ist, unterscheiden von einer „materialen" im Sinne der „justitia originalis", die verloren gegangen ist? Ich habe nur referierend darauf hingewiesen, dass das bei Luther radikalisiert wird, indem gesagt wird, eigentlich ist diese Gottebenbildlichkeit etwas, was erst dadurch wieder da ist, dass sie wiederhergestellt werden muss. Mir ging es nur darum, ein Gesprächsangebot zu machen.

MIETH: Wenn wir die Sprache wiederherstellen - das ist das Problem, das man damit hat.

KÖRTNER: Ich kann das nochmals ansprechen, denn ich hatte mich sowieso gemeldet. Wir reden einerseits von Anerkennung eines Ist-Zustandes, aber andererseits reden wir immer auch von einer Zukunftsperspektive. Weil vorhin von Moltmann die Rede war: Da ist in der ganzen Debatte um den eschatologischen Charakter christlicher Anthropologie immer wieder akzentuiert worden, dass etwas zugesprochen wird, das hinausgeht über das, was jetzt empirisch wahrnehmbar ist. Das ist für mich die Pointe. Sie sprechen etwas an mit „Verwerfung und Erwählung", das in einem eigenen Gedankengang wirklich auch nochmals diskutiert werden müsste - denn es gibt auch die theologische Tradition, die sagt, der Mensch hat gar keine Würde mehr, weil er aufgrund seines Sünder-Seins sich selbst seiner Rechte begeben hat.
Nun nochmals in einen philosophischen Gedankengang transponiert: Mit dieser Transzendenz ist nicht nur eine „Jenseitigkeit", sondern auch eine „Zukünftigkeit" angesprochen. Dass diese Unverfügbarkeit, diese Unantastbarkeit über das Empirische hinausgeht und nicht nur etwas ist, wo man mehr sieht, als man

im Ist-Zustand wahrnehmen könnte, sondern auch eine Bestimmung mit theologischem Charakter hat. Vielleicht nur so viel. Das ist eine Letztbegründung im christologischen Durchgang. Das heißt: Die Christologie als Vertiefung einer schöpfungstheologischen Begründung und nicht die Alternative. Vielleicht ist das vorhin etwas zu kurz gewesen.

Da möchte ich jetzt nochmal ansetzten. Man sollte nun gar nicht so sehr „für oder gegen Wetz" diskutieren. Mir liegt vielmehr daran, zu sehen, wo gemeinsame Interessen oder Intentionen im Gespräch sind. Egal, wie nun die Durchführung ist. Ich will nochmal auf ein paar Punkte zurückkommen, die damit zusammenhängen. Wenn man „Würde" als Gestaltungsauftrag sieht, kann man natürlich sagen, dass zur „Bestimmung des Menschseins" gehört, dass der Mensch nicht nur etwas ist, sondern er soll auch etwas werden. Jetzt ist die Frage, wird dieser Gestaltungsauftrag heutzutage theologisch gedacht, dass man sagt, das ist in der Natur angelegt, dieses oder jenes zu werden. Oder ist das „deontologisch" gemeint: Ich habe auch die Pflicht, etwas zu werden. Nun könnte man sagen: Wenn Sie von „Würde" als Gestaltungsauftrag sprechen, dann heißt das, mit dem Würdebegriff wird eine Erwartung artikuliert. Die habe ich vielleicht selbst an mich, aber die haben andere auch an mich. Es wird eine Erwartung intersubjektiv formuliert und wir müssen fragen, mit welchem Recht solche Erwartungen an jemanden gerichtet werden. Wie begründen wir die, denn wenn ich mich nicht darauf einlasse und das nicht akzeptiere, dann wird das zur Forderung. Vorhin sagte ich schon zu meinem Nachbarn [Herrn Honnefelder] wie Schiller: „Gebt ihnen zu essen, gebt ihnen zu wohnen und bedeckt ihnen die Blöße, dann gibt sich die Würde von selbst." Was ist, wenn man sagt, er ist menschlich ein Schwein, aber einen guten Schneider hat er?

Bei Marx bestimmt das „Sein das Bewußtsein". Wenn man allen bestimmte Lebensumstände gibt, dann werden sie sich schon in einer bestimmten Weise entwickeln. Aber warum wollen wir überhaupt, dass sie sich in einer bestimmten

Weise entwickeln und verhalten? Kommen wir dann um diese Frage nach einer wie auch immer gearteten Bestimmung von „Selbstzwecklichkeit“ nicht herum, denn sonst sind die Erwartungen, die wir aneinander richten, völlig arbiträr. Ich könnte vielleicht sagen, es gehört zu meiner Würde, dass ich diese an mich gerichteten Erwartungen nicht erfülle will, weil ich es zum Zerplatzen nicht einsehe, dass ich so sein soll, wie andere gerne möchten. Will ich nicht! Also das ist begründungsbedürftig.

Der zweite Aspekt hängt mit dem „Eschatologischen“ und dem „Christologischen“ zusammen. Die Anerkennung ist nicht nur die Anerkennung von etwas, das da ist und erkennbar ist und als Phänomen wahrnehmbar ist, sondern ist auch eine zuvorkommende Anerkennung. Andernfalls könnten wir gegenüber Ungeborenen und Neugeborenen überhaupt nicht auftreten und sagen, auch denen billigen wir diese „Würde“ zu. Denn, dass das schon vernunftgemäße Wesen sind, lässt sich anzweifeln. Ob ich das bin, kann man auch bezweifeln. Sie können alle sagen, bei Herrn Körtner haben wir aber noch Hoffnung, dass er noch zur Vernunft kommt. Im Ernst will ich sagen: Ohne die Zeitdimension der Zukunft und des Zuvorkommenden bleibt der ganze Komplex der Menschenwürde unterbestimmt.

Theologisch gesprochen ist hier auch von „gratia praeveniens“ die Rede. Da wird gesagt, der Mensch hat „Würde“, gerade weil ihm göttliche Zuwendung zugesprochen wird, unabhängig von bestimmten Leistungen. Dahinter steht dann auch eine bestimmte Erwartung, dem zu entsprechen, was er ist. Nicht unbedingt „werde, der du bist“, aber „wenn wir im Geiste sind, dann lasst uns auch im Geiste wandeln“. So sieht es Paulus. Mit einem bestimmten Zuspruch wird eine bestimmte Erwartung formuliert.

Das „Sein und Werden“ haben wir auch in neutestamentlichem Zusammenhang, dass in den johanneischen Briefen gesagt wird, „uns ist noch nicht erschienen, was wir sein werden“. Auch hier wird zuvorkommend eine Anerkennung ausgesprochen. Selbst wenn alle Bedürfnisse befriedigt werden, ist noch etwas zu erwarten, was noch nicht erschienen ist, selbst wenn ich jeden Tag ausreichend Nahrung, Wärme, usw. habe. Insofern meine ich: Wenn man über „Würde“ als Gestaltungsauftrag reden will, bedarf es einer Begründung für die darin liegenden Erwartungen und es bedarf auch so etwas wie zuvorkommender Anerkennung, damit ein solcher Gestaltungsauftrag überhaupt einsichtig gemacht werden kann und wiederum auch anerkennungsfähig ist.

VIRT: Ich darf nochmals auf mehrere Dinge zurückkommen. Was Kollege Langthaler gesagt hat mit der „schlechten Metaphysik“: Also ich glaube, dass es eine Tendenz gibt in unserer ganzen Philosophiegeschichte zu einer schlechten Metaphysik. Aus diesen transzendentalen Voraussetzungen, von denen wir immer schon ausgehen müssen, um etwas beurteilen zu können, kommt, dass man sie gegenständlich fasst, und das führt zu einer Primitivisierung des Denkens. Darüber waren wir uns ja einig. Ein „Naturalismus“ ist einfach schlechte Metaphysik.

Ich glaube, wir können es uns nur aussuchen zwischen guter und schlechter Metaphysik, aber wir können ihr nicht ganz entkommen, wenn man darunter versteht, dass es in der Metaphysik um die Erschließung der Voraussetzungen geht, die wir gar nicht leugnen können, ohne im Prozess der Leugnung sie noch einmal vorauszusetzen. Also, diese letzten Voraussetzungen unseres Daseins als Strukturprinzip sind zu erschließen. Natürlich ist das ein rein theoretisches Erschließen, dass ich „Menschenwürde“ gar nicht bestreiten kann, ohne sie für mich selbst in Anspruch zu nehmen - sonst ist die Bestreitung ja auch sinnlos. Dass diese reine Theorie uns nicht gefällt, war ja einer der Einwände von Herrn Wetz, der mir auch immer wieder zu denken gibt. Warum hat es die Grausamkeiten und die Gräuel, an denen es nichts zu beschönigen gibt, in unserer Geschichte nicht verhindern können? Ich glaube, dass das nicht der entscheidende

Einwand sein kann - denn die Frage muss sein, wie kamen wir aus diesen Sackgassen der Gräuel in unserer Geschichte wieder heraus? Aufgrund welcher Voraussetzungen ist es gelungen, eine Erneuerung zu schaffen? Wieso kam es überhaupt zu den Deklarationen und Konventionen von Menschenrechten mit völkerrechtlicher Einklagbarkeit - zumindest in Europa? Ich denke, dahinter steht doch einfach die unverzichtbare metaphysische Voraussetzung, dass der Mensch sich selbst versteht als ein Wesen, das nicht nur Umwelt, sondern „Welt“ hat. Das „weltoffene Wesen“ - offen für alles, was ist. Das Wort „ist“ zu sagen, hat zur Voraussetzung, dass ich etwas, das ich wahrnehme, in all seiner Begrenztheit - und die könnte ich nicht wahrnehmen, wenn ich nicht schon darüber hinaus wäre - in den Horizont des Seins und all dessen, was ist, stelle. Der Mensch existiert als dieses „weltoffene Wesen“, der seine Grenzen nur in dieser Offenheit stehend erkennen kann. Weil er in der „Offenheit des Seins“ steht, kann er in ein Verhältnis zu sich selbst treten. Ethisches Selbstverhältnis - Gewissen genannt - begründet dieses sittliche Selbstverhältnis zu sich selbst, an dem er sich auch immer wieder erneuern kann.

Ich glaube, diese Voraussetzungen wurden in unserer Geschichte aus den Augen verloren und verletzt, aber Geschichte ist nur zu verstehen als eine Möglichkeit der Erneuerung, indem wir auf diese transzendentalen Voraussetzungen zurückkommen. Jede Verkürzung dieses Menschenverständnisses - der Mensch als das auf das Sein im Ganzen hin „offene Wesen“ - steht in der Gefahr von Reduktionismen. Es interessiert mich als Ethiker ganz besonders, weil man mit innerer logischer Konsequenz zeigen kann, dass *jede* Form von Reduktionismus im Menschenbild zur Spaltung des Menschlichen führt. Zur Einteilung der Menschen in instrumentalisierbare, weniger instrumentalisierbare, usw.. Wir hätten auch die ganzen medizinethischen Codizes bis zur Helsinki-Deklaration nicht, wenn es nicht nur im Nationalsozialismus, sondern genauso in den Vereinigten Staaten diese massiven Verletzungen der Menschenwürde gegeben hätte, etwa in der medizinischen Forschung. Immer dann, wenn ich den Menschen bloß reduziere auf Leistung und Nützlichkeit, oder auch auf bestimmte Entwicklungsstadien seines Daseins, dann kommt es zu diesen Reduktionismen - und darüber diskutieren wir ja, zu welchen Spaltungen es kommt. Wenn möglicherweise sich das „Daseinsganze" eines Menschen zeigt und erschlossen hat und beginnt ins Dasein zu treten, und wir sagen, dieses Stadium/diese Phase des Menschseins schließen wir von der Würde und der Antizipation aus, dann kommt es meines Erachtens zu dieser Spaltung und dann - um es ganz hart auf den Punkt zu bringen - sind Menschenrechte keine Menschenrechte mehr - sondern eben bloße Gruppenrechte. Das ist die ganz große Sorge, die ich diesbezüglich habe: Wenn es um Reduktionen im Menschenbild geht, dann kommt es zu dieser Spaltung und dazu, dass in der Folge menschliche Wesen vom Menschenrecht ausgenommen werden.

SCHLÖGEL: Wir haben heute Nachmittag das Thema „Menschenleid und Menschenwürde" und haben uns sehr stark auf das Thema Menschenwürde in unterschiedlichen Punkten konzentriert. Sehr wohl wird das Thema „Menschenleid" implizit in der Frage der „Kreatürlichkeit" angesprochen - zumindest von Herrn Körtner wird es angeschnitten. Allerdings scheint es da missverständlich angesprochen zu sein. Wenn es z.B. in Ihren Thesen auf der letzten Seite heißt: „mit dem nicht mehr aus der Welt zu schaffenden medizinischen Fortschritt ist dem Menschen an den Grenzen des menschlichen Lebens eine Verantwortung zugewachsen, aus der er sich nicht durch willkürliche Selbstbegrenzung davonstehlen kann. Auch nicht unter Hinweis auf vermeintlich christliche Grundwahrheiten." Da frage ich, wer stiehlt sich denn hier davon? Ist es mit dem Verweis auf „christliche Grundwahrheiten" nicht eher so, dass gerade die, die an diesen christlichen Grundwahrheiten festhalten, jene sind , die sich diesem Leiden in vielfältiger Form stellen? Sie können es nicht lösen.

Aber ich würde doch noch mal darum bitten, diesen Satz zu erläutern. Vielleicht hängt damit auch zusammen - ich hätte nicht gedacht, dass ich heute gezwungen bin, so kontrovers-theologisch zu diskutieren -, dass Sie noch einmal eine lupenreine, von Luther herkommende Anthropologie skizziert haben. Die Dinge, die im ökumenischen Dialog sich in den letzten Jahren weiterentwickelt haben, haben Sie nicht ausgenommen. Ich sage das mal vorsichtig: Ich weiß, dass es entsprechende Störungen gibt, jetzt noch festhaltend am Punkt der Sündhaftigkeit, die sich durchhält, die dann gegenübergestellt wird einer Position des Katholischen, in der gesagt wird, der Mensch kann gar nicht all das zerstören, was Gott alles gemacht hat. Aber es gibt bestimmte Dokumente, bis hin zum Rechtfertigungs-Dokument aus dem Jahr 1999, wo versucht wird, diese Punkte zu überwinden. Ich will das nur mal andeuten, dass man im ökumenischen Dialog schon weiter ist, als es in Ihren Ausführungen zur theologischen Anthropologie zum Ausdruck kommt.

KÖRTNER: Also gut, ob man da weitergekommen ist oder nicht, wird in der evangelischen Kirche durchaus sehr kontrovers diskutiert, wie Sie wissen. Das war jetzt auch nicht mein vorrangiges Kriterium. Was die „bleibende Sündhaftigkeit" betrifft, so gibt es gerade noch einmal ein neues Dokument des gemeinsamen Arbeitskreises, dem ich selbst (wie Sie) auch angehöre. Die Diskussion ist mir vertraut. Ich habe eine bestimmte Position in voller Kenntnis dieser Texte artikuliert, wollte aber nicht direkt darauf Bezug nehmen.

Jetzt, was das Andere betrifft. Mir geht es darum, dass wir auch in dieser biotechnologischen Situation immer diesen Punkt haben, dass man eine objektive Grenze sucht. Da wird immer wieder gesagt, hier müsse nun die Grenze sein und die muss sich aus einer bestimmten Anthropologie oder aus einer bestimmten Auffassung von göttlichen Geboten ergeben. Das, glaube ich, ist so nicht der Fall. Das betrifft auch die leidigen Fragen, die sich am Lebensende ergeben.

Wir müssen immer wieder neu bestimmen, wo wir im Moment die Grenzen sehen. Aber ich glaube, man kann in vielen Fällen keine kategorische Grenze ziehen.
SCHLÖGEL: Die Frage von „tun und lassen“ im Sinne der Euthanasie wäre ja so eine Grenze.

KÖRTNER: Das ist eine Frage, zu der der ökumenische Rat der Kirchen in Österreich ein Papier erarbeitet hat, wo wir uns dezidiert gegen die Legalisierung der Euthanasie aussprechen. Nur, was nun konkret in diesem Grenzgebiet eines medizinisch assistierten Lebens als akzeptabel erscheint und was nicht, ist damit noch nicht beantwortet. Das ist für mich der Punkt.
Dass man leicht mit solchen Verweisen auf „Geschöpflichkeit“ ein bestimmtes Unbehagen gegenüber einer bestimmten biotechnologischen Entwicklung artikuliert, ist das Eine, aber wie man nachher im Bereich der angewandten Ethik konkret die Lösung formuliert, ist nochmal etwas anderes. Mir geht es eben grundsätzlich darum, darauf hinzuweisen - genauso wie vorhin bei der Frage der Herstellung des Menschen - dass die Gottebenbildlichkeit nicht direkt abhängig ist von einer bestimmten Weise des Geworden-Seins als solcher. Das müßte hier analog gelten. Die Anerkennung, Gott gegenüber verantwortlich zu sein, ist eo ipso noch keine Vorentscheidung für oder gegen bestimmte Optionen, z.B. in der Frage der überzähligen Embryonen und der daraus gewonnenen Stammzellen.

LIESSMANN: Nur noch zwei Anmerkungen in sehr unsystematischer Art zum Begriff der „Menschenwürde“, was mir noch eingefallen ist. Wenn ich mich recht erinnere, kann der Mensch, zumindest nach Kant, dieser Würde auch verlustig gehen - weil sie an die Inanspruchnahme und Aufrechterhaltung seiner Freiheit gebunden ist. An einer Stelle, glaube ich, schreibt Kant vom Lügner, der durch seine Lügen die Kommunikation unmöglich macht und dadurch das Menschengeschlecht in seiner Würde insgesamt verletzt. Desgleichen derjenige, der sich selbst zum Mittel seiner sexuellen Lüste degradiert (also z.B. der Onanist), sich ebenfalls dieser Menschenwürde enthebt. Das heißt, das deutet darauf hin, dass für Kant „Menschenwürde" nicht ein Status war, der dem Menschen unter allen Umständen und unter allen Bedingungen jederzeit zugeschrieben werden kann. Vielleicht macht es Sinn, darüber nachzudenken, ob es sinnvoll sein kann, den Begriff der „Menschenwürde" von dem der „Menschenrechte" zu entkoppeln. Man schreibt dem Menschen sehr wohl unveräußerliche Rechte zu, kann aber trotzdem die „Würde" auch unter anderen Gesichtspunkten sehen. Das nur als Frage.

Dann, um diese Frage auch veranschaulichend zuzuspitzen, frage ich mich - weil auch meine Beiträge so begonnen haben mit dem ersten Satz des deutschen Grundgesetzes („Die Würde des Menschen ist unantastbar") - warum steht dort nicht einfach: Der Mensch ist unantastbar? Was würde sich ändern? Ist die Formulierung mit der „Würde des Menschen" verglichen mit „Der Mensch ist unantastbar" nicht eigentlich die schwächere? Ist es nicht der Trick, der es erlaubt, Menschen sehr wohl anzutasten und zu behaupten: In deiner Würde bist du ohnedies nicht verletzt, aber ansonsten bist du stranguliert von allen Seiten? Das gebe ich zu bedenken, wie wir hier mit der „Würde" auch einen Begriff gefunden haben, der bestimmte Verhältnisse verschleiern kann.

Der dritte Gedanken zur „Menschenwürde": Es gibt diese berühmte Rede von Pico della Mirandola „Über die Würde des Menschen", wo die „Würde" dem Menschen deshalb zugeschrieben wird, weil dieser das einzige Geschöpf ist, das von Gott keine Eigenschaften verliehen bekommen hat - sondern eben einzig mit der Aufgabe ausgestattet ist, sich selbst zu schaffen. Da muss man dann sagen: Ist nicht gerade die Tendenz der Selbstschaffung - die in unserer Zivilisation eine technische Gestalt annehmen muss, früher hat sie eine biologische

Gestalt gehabt, dann eine philosophische und ästhetische (die Künstler und Ärzte, die sich als Götter gefühlt haben, z.B. Leonardo da Vinci) - genau der Punkt der Ebenbildlichkeit? Das ist einmal eine Frage, die vielleicht auch damit zu tun hat, dass gerade in dieser Form von Freiheit diese „Würde" steht.
Und dann stellt sich - von der kantischen Position her - schon ein großes Problem mit der Nutzung überzähliger Embryonen. Wenn ich dem Embryo, wenn auch nur in rudimentärer Weise, dieses Recht auf Leben zugestehen will, dann hätten wir den Fall, dass ich ein wie auch immer keimhaft angelegtes menschliches Leben *ausschliesslich* herstelle, um es zu verbrauchen! Das wäre der Fall, wo man schon nachdenken muss, ob nicht hier mal wieder der Punkt erreicht ist, wo menschliches Leben nur noch als Mittel zum Zweck und überhaupt nicht mehr als „Zweck an sich" wahrgenommen wird. Wenn auch beschränkt auf diese vierzehn Tage. Ob diese Beschränkung ausreicht, um unsere Sorge zu entkräften, ist eine andere Frage.

HONNEFELDER: Ich glaube in der Tat, dass das Prädikat der „Würde" seinen Grund darin hat, dass der Mensch das Wesen ist, das sich selbst „aufgegeben" ist. Auch im theologischen Zusammenhang wird das ja gesagt - so sagt z.B. Thomas von Aquin, der Mensch sei derjenige, der für sich selbst und für andere Vorsehung zu üben hat, oder: Er sei das „Prinzip seiner eigenen Handlungen" - und eben das mache seine Ebenbildlichkeit aus. Dann ist das diese „Aufgegebenheit", denn sonst wäre das ein „Speziesismus", mit dem wir eine biologische Spezies vor anderen auszeichnen würden, wenn nicht eben darin der Grund läge. Nur, und nun kommt das eigentliche Problem: Wenn ich diese „Selbstaufgegebenheit" nicht von ihrem aktuellen Vollzug her fassen und dann nur die „starken Subjekte" unter die „Würde" subsumieren will, die zu diesem Vollzug auch fähig sind, dann muss ich rekurrieren auf das „Vermögen". Das zeigt sich neuerdings auch bei Habermas, dass gerade das in dem Prädikat der

„Würde" sich aussprechende Grundurteil - wie es bei Cicero schon zum Ausdruck kommt (ich will niemanden nach eigenem Ermessen ausschließen, sondern diese Anerkennungsverhältnisse und diese Symmetrie so weit ziehen, wie es nötig ist) - dann kommt der Rekurs auf das „Vermögen" und somit der Rekurs auf die Natur. Das betrachte ich als das Neue - auch in der Fragestellung. Wir sind ja gewohnt, von der Natur zu abstrahieren usw. - aber gerade wenn wir die Selbstaufgegebenheit nehmen, dann wird mir der Schluss, den Herr Wetz bezüglich der Embryonen zieht, nicht klar. Betrachten wir sie als menschliche Lebewesen, die das „Vermögen" haben, ein Leben wie das unsere zu führen im Laufe ihrer Entwicklung - angenommen, darin seien wir einig -, dann gehört auch die „Selbstaufgegebenheit" dazu und ich weiß nicht, wieso ich diese Gruppe ausschließen soll, - die sind nur noch nicht soweit in der „Selbstaufgegebenheit"! Oder ich mache es eben doch von „aktualistischen" Vollzügen abhängig. Die Zuschreibung der „Würde des Menschen" hat einen wichtigen Grund, den Sie selbst auch genannt haben. Wir können nicht zusammenleben unter völliger wechselseitiger Nichtantastung unserer Leiblichkeit beispielsweise. Genauso gut wie wir nicht existieren können, ohne uns zu instrumentalisieren. Deshalb muss unterschieden werden zwischen so etwas wie einem Kern oder wie einer Zone der Grundverletzung und der Entfaltung dieses Anspruchs in den Grundrechten. Da können eben Konflikte auftreten, da kann nicht alles gleichzeitig realisiert werden, da muss abgewogen werden. Deswegen glaube ich, dass es Sinn macht zu sagen, nicht der Mensch ist unantastbar, sondern die „Würde". Nur, diese Formel ist allein zu halten, wenn man sie sehr eng zieht, und das tut das Verfassungsgericht ja auch. Die „Selbstzweck"-Formel zeigt nur die Richtung an - es ist dem jeweiligen Kontext zu entnehmen, dass es ein besonders hässliches Verhalten sein muss. Mit all diesen Kriterien versucht man einzugrenzen, wo diese „würde-widrige" Instrumentalisierung oder Antastung stattfindet, um sie eben von einer unvermeidlichen anderen abzugrenzen.

WETZ: Nur zwei Anmerkungen zu Herrn Liessmann. Erstens: Nach Kant vermag der Mensch seiner Würde nicht verlustig zu gehen, auch wenn er sie verletzen kann. Wir müssen unterscheiden zwischen Unzerstörbarkeit und Unverletzbarkeit: Kant zufolge kann die Würde zwar beschädigt, verwundet und mit Füßen getreten, nicht aber vernichtet oder zerstört werden. Damit wären wir schon beim Zweiten: Der Begriff „Unantastbarkeit", wie er auf die „Würde" bezogen im deutschen Grundgesetz steht, ist ein zweideutiges Wort, was mit der Endung „-bar" zusammenhängt. Einerseits heißt: „Die Würde des Menschen ist unantastbar" so viel wie: Sie kann nicht zerstört werden, andererseits: Sie darf nicht verletzt werden. So gesehen ist sie zweierlei: Ideale Vorgabe oder metaphysische Anlage einerseits, reale Aufgabe oder ethisches Anliegen andererseits. Dabei unterließ es die damalige verfassungsgebende Versammlung der Bundesrepublik Deutschland, der Parlamentarische Rat, die „Würde" näher zu bestimmen. Gerade nach den Gräueln des Zweiten Weltkriegs vertraute man auf die Plausibilität der Auffassung, dass dem Einzelnen - unabhängig von seiner Stärke und Schwäche - ein besonderer Achtungsanspruch zukommt, der sich auf so etwas wie seinen ideellen Wesenskern bezieht; der Begriff „Würde" bezeichnet beides.

Schlußwort von DEKAN ZULEHNER (Katholisch-Theologische Fakultät der Universität Wien):

Ja, meine sehr Geschätzten: Ich glaube, ein Wort hat jetzt eineinhalb Tage regiert - nämlich „Vielfalt". Wir haben schon bei der Fragestellung gemerkt, dass es nicht so einfach ist: „Was ist der Mensch?", „Wer ist ein Mensch?"? Es ist eine erste Erkenntnis, dass man die Frage gar nicht mehr so präzis stellen kann.
Ein Zweites, was mich sehr beeindruckt hat, ist, dass wir nicht nur sehr unterschiedliche Wissenschaften hier im Raum hatten, sondern dass auch jede Wissenschaft in sich nochmal „hoch pluralistisch" ist. Also, wenn ich denke an das Gespräch zwischen den Vertretern der Biowissenschaften; wenn ich denke an die Diskurse zwischen den Theologen unter den Teilnehmern; wenn ich mir vorstelle die Vielfalt philosophischer Ansätze, dann sind das wirklich eigene „Königreiche", die in sich schon diskursbedürftig wären. Ob es nicht so ist, dass diese viele Wissenschaften nebeneinander wie Säulen sind, dass es aber auch querliegende Denkstrukturen gibt? Denkfiguren, wo es offensichtlich Annäherungen aus den verschiedenen Wissenschaften bei den verschiedenen Punkten des anderen gibt. Sodass es „Szenarien" gibt.
Ich habe probiert, zwei herauszuschälen, probeweise und ohne Anspruch auf Gültigkeit. Aber vielleicht müssten wir auf dieser Ebene noch etwas weiterforschen, auf der Metaebene. Also z.B. ein erstes Szenario könnte entstehen aus dem Traum der ersehnten Überwindung von Alter, Krankheit, Behinderung, vom Traum eines langen, erfüllten, menschenwürdigen Leben. Einem Leben nach dem Maß des guten Lebens. Dieser Traum stößt dann bei ganz anderen Denkrichtungen oder Denkkreisen auf die moderne Lebenswissenschaft, die ein solches Leben verheißt. Es fügt sich der Gedanke schon an, dass diese Wissenschaft, damit sie dieses Leben fördern und liefern kann, freien Forschungszugang braucht. Also ein Plädoyer für den freien Forschungszugriff, zu Stamm-

zellen, zu Embryonen: Einen ähnlich freien Zugriff, wie wir ihn gewohnt waren, auf den Atomkern, jetzt auch auf den Zellkern. Also wirklich die Freiheit der Forschung. Und der nächste Schritt wäre dann in die Politik hinein - denn dementsprechend verlangt der Traum von der ersehnten Überwindung von Alter und Krankheit entsprechend eine vorrangige Finanzierung naturwissenschaftlicher Forschung. Das läuft faktisch schon. Wir haben große Schwierigkeiten, geisteswissenschaftliche Forschungsmittel zu organisieren.

Ich glaube, es geht noch mehr einher mit einer solchen Clusterung, nämlich: Wenn nicht überhaupt eine Ablehnung der Ethik, weil sie stört und man ihr generell misstraut, so doch wenigstens eine Justierung der Ethik auf das Material, auf das die befreite Forschung zugreift. Auf die Materialien - so sagt man - treffen die überkommenen Vorbehalte einfach nicht mehr zu. Es gibt dann sozusagen eine Ethik, die nicht hindert, sondern eine Ethik, die die Beseitigung von Forschungsbehinderungen betreiben sollte. Ich glaube auch, dass es erlesene theologische Deutungen gibt, die dann gleich mitgeliefert werden können: Dass in all dem Schöpfung stattfindet und der Mensch darin seine schöpferische Kraft als Ebenbild Gottes erweist. Nicht zu verschweigen, dass auch die Sprache eines solchen Szenarios äußerst optimistisch ist: Fortschritt, Freiheit, Therapie, Liberalität... - das sind die vorrangigen Begriffe in diesem Szenario. Es ist ein Versuch, der aus verschiedenen Wissenschaften benannt wird.

Ich versuche ein Gegenszenario. Dieses steigt offensichtlich woanders ein, nämlich bei der Abwehr des überheblichen Zugriffs des Menschen auf den Menschen. Das scheint hier das Hauptprogramm zu sein. Dieses Szenario scheint ethisch natürlich sehr aufgeladen. Es wäre ein Irrtum zu meinen, dass diejenigen, die die „ethische Aufladung“ produzieren, nur die Theologen sind. Ich finde das in ähnlicher Weise bei der „Grünbewegung“ und in anderen gesellschaftlichen Bewegungen. Und Ethik wird politisch ausgeweitet, worauf sich Menschenwürde und Menschenrechte beziehen. Auch dieses Szenario ist in einer eigenwilligen Weise bio-wissenschaftlich interessiert, wenn ich mich nicht täusche, auch in dieser Diskussion hier. Aber jetzt sieht man nicht bei den Errungenschaften all das, was Forschung freisetzt, sondern was sie behindert. Zum Beispiel, dass es bestimmte Ausstattungen schon sehr früh gibt, die dann zu einem erwachsenen Leben hinführen, „Potentialität" und alle diese Dinge. Daraus folgt meines Erachtens logischerweise in diesem Szenario eine sehr restriktive Forschungspolitik.

Ich habe mich getraut - und bin ganz sicher, dass das nicht stimmt, weil das hier so vertreten worden ist, aber ich probiere es einmal - dem auch theologisch bestimmte Themen zu affilieren, z.B. das Erdulden, das Anfreunden mit der Endlichkeit, statt der Überwindung des Todes. Solche Themen haben hier ihren vorrangigen Ort. Die Sprache ist eher dunkel. Die dunklen Bilder überwiegen, die pessimistischen Prognosen werden transportiert: „slippery slope" ist ein Thema, also was eher schief gehen könnte bei der Forschung, dominiert hier.

Das ist natürlich ein riskanter Versuch, zusammenzubündeln, was möglicherweise nicht zusammengehört, aber wenn ich die Diskussion richtig beobachtet habe, gab es auch hier unter den Teilnehmern stille Allianzen zwischen unterschiedlichen Positionen.

Wir haben uns den Luxus geleistet, sehr geschätzt Kollegen, jetzt im engeren Kreis einander vieles zu erklären, manches zu klären. Was bei solchen Zusammenkünften kaum passiert, ist ja dies, dass jemand seine eigene Position in Bewegung setzt. Das ist unter uns eher eine kulturelle Rarität und eine Form von Konversion, von der auch die evangelische Theologie nicht weiß, wie sie zustande kommen könnte. Aber ich glaube, es war sehr gut, wie wir miteinander geredet haben. So von den Seitengesprächen her habe ich den Eindruck gewonnen, dass Sie nicht nur gerne hergekommen sind, sondern dass Sie auch gerne hier waren; und wir wollten Ihnen auch den Aufenthalt hier in Wien und in diesem Haus möglichst angenehm gestalten. Auf Wiedersehen!

Kolibri 360 GmbH
Ferdinand-Jühlke-Straße 7
99095 Erfurt, Deutschland
produktsicherheit@kolibri360.de

Druck:
CPI Druckdienstleistungen GmbH
im Auftrag der
Kolibri 360 GmbH
Ferdinand-Jühlke-Str. 7
99095 Erfurt